子どもの
「食べる楽しみ」
を支援する

―特別な配慮を必要とする子どもの
栄養ケア・マネジメントのために―

日本健康・栄養システム学会　監修

藤谷朝実・堤ちはる・杉山みち子・小山秀夫　編集委員

建帛社
KENPAKUSHA

はじめに

　子どもたちがおいしそうに楽しく食べる姿ほど幸せな光景はありません。食べることは生きることであり，生命を紡いでゆくことでもあります。しかし，何らかの理由で「食べる楽しみ」への支援を必要とする子どもたちも，またともに今を生きています。

　とりわけ，内臓疾患や成長・発達障害に伴う摂食嚥下機能の問題を有する子どもには，「食べる楽しみ」への支援をめざして個別の栄養ケアが適切に提供されることが，その後の成長・発達や健康状態，さらには生活にも大きな影響を与えることになります。しかし，これまで，成長・発達障害や小児期の疾患による身体状況，栄養状態は個別性が高く，多くの子どものケア現場では，栄養ケア・マネジメントにどのように取り組んだらよいのか，十分な情報もなく，管理栄養士や多職種の専門職には課題や不安が蓄積されていました。

　日本健康・栄養システム学会は，これまでも医療・介護制度における栄養ケア・マネジメントの推進に寄与してきましたが，平成27年度から「子育て支援の栄養ケア・マネジメント研修会」を開催しています。この発端となったのは，神奈川県立保健福祉大学実践教育センター栄養ケア・マネジメント課程を卒業し，障害児の栄養ケア現場（施設，通所，支援学校等）で働く管理栄養士たちの自己学習会「支援が必要なこどもの栄養を考える会」（現在7年目）の成果でした。

　これらの活動・研究を受けて本書では，「子育て支援の栄養ケア・マネジメント研修会」において講師を務めた第一線の研究教育者かつ実践家でもある歯科の田村文誉先生（第4章），作業療法の笹田哲先生（第5章）に，それぞれの専門分野からご執筆いただきました。

　編集委員である堤ちはる（第1章）は現在，全国の管理栄養士（栄養士），保育士のために，子育て支援の観点からの栄養・食生活に関する啓発活動を続けています。藤谷朝実（第2章）は，病院の栄養部門の管理者として子どもの栄養管理を長年のライフワークとし，本書においては子どもの栄養ケア・マネジメントの基礎から活用までを詳細に解説しました。杉山みち子（第6章）は，高齢者の栄養ケア・マネジメントの研究に四半世紀従事し，藤谷とともに先の勉強会や研修会を支援しました。小山秀夫（第7章）は，医療・介護マネジメントを専門とし，栄養ケア・マネジメントに関する研究やその制度化にも取り組んできました。また，第3章における11事例は，「支援が必要なこどもの栄養を考える会」のメンバーをはじめ先駆的な取り組みをしている管理栄養士に執筆していただきました。

　日本健康・栄養システム学会においては，本書を活用した研修の開催も検討しているところです。

なお，本書は，建帛社の方々にご理解と丁寧な編集をしていただき出版することができましたことを御礼申し上げます。

　さまざまな子どものケア現場や支援学校等の実践活動の場，さらには専門職教育において「子どもの食べる楽しみ」の支援をめざして，本書が広く活用されることを心より願っております。

平成30年 7 月

編集委員一同

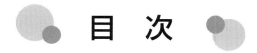

目　次

第1章　子育て支援と食育　　　　　　　　　　　　（堤　ちはる）

1．「食べること」と子育て支援 …………………………………………… *1*

2．子どもの栄養ケア・マネジメントでめざすもの ……………………… *1*
　（1）成長・発達を保障すること　*1*
　（2）食を営む力の基礎を培うこと　*3*
　（3）人間（親子）関係を含めた生活の質（QOL）の向上　*4*

3．生活の質（QOL）の向上は相乗効果で ……………………………… *6*

4．偏食のとらえ方 ………………………………………………………… *6*

5．咀嚼・嚥下の困りごとへの対応 ………………………………………… *7*

6．手づかみ食べについて ………………………………………………… *8*

7．食具の使い方の練習について ………………………………………… *8*

8．食事中の習慣的な声かけへの配慮 …………………………………… *9*

9．保護者の食生活について ……………………………………………… *9*

10．これまでの支援の発想の転換を ……………………………………… *11*

11．食の支援に経済的な視点を …………………………………………… *12*

12．「当たり前の基準」の学びの支援 …………………………………… *13*

13．子育て支援と食育 ……………………………………………………… *13*

目　次

第２章　子どものための栄養ケア・マネジメントの実際　　（藤谷　朝実）

１．子どもの栄養ケア・マネジメント …………………………………… 15

２．子どものための栄養ケア・マネジメントの実際 ………………… 16
（１）スクリーニング　16
（２）栄養アセスメント　17
（３）栄養ケア計画（栄養ケア・プラン）の立案・実施　32
（４）モニタリング　34
（５）評価〔プロセス評価，結果評価〕　34

第３章　事例紹介　特別な支援を必要とする子どもの口から食べる楽しみの充実のために

事例１．幼児期の偏食・小食への保護者に対する栄養教育 …………… 37

事例２．摂食機能を考慮した発達支援（脳性麻痺）………………… 42

事例３．口腔機能に合わせた栄養ケア（脳性麻痺）……………… 48

事例４．食べる楽しみへの支援（麻痺性イレウスを伴った脳性麻痺）… 52

事例５．哺乳困難による経管栄養から離乳食への移行
　　　　（プラダー・ウィリー症候群）……………………………… 57

事例６．通園施設と保育園との連携事例（プラダー・ウィリー症候群）… 63

事例７．摂食機能を考慮した発達支援（ダウン症候群）………………… 67

事例８．摂食機能を考慮した発達支援（ピエール・ロバン症候群）…… 73

事例９．特別支援学校での多職種連携による食事の支援
　　　　（感覚過敏・鈍麻がある自閉症）………………………………… 82

事例10．ケトン食の事例（GLUT‐1欠損症）…………………………… 88

事例11. 糖原病をもつ自閉症の子どもへの支援 ……………………… 97

第4章　子どもの摂食嚥下の具体的なアセスメントの実際　　（田村　文誉）

1．子どもの摂食嚥下の問題とは ……………………………………… 103

2．摂食嚥下のアセスメント ……………………………………… 104
（1）生活状況・全身状態の情報（生育歴）　104
（2）口腔の診査　105

3．摂食嚥下機能の評価 ……………………………………………… 107

4．食事時の外部観察における摂食嚥下機能の評価基準 …………… 113

5．精密検査 ………………………………………………………… 113
（1）嚥下造影〔Videofluoroscopic examination of swallowing（VF）〕検査　113
（2）嚥下内視鏡〔Videoendscopic examination of swallowing（VE）〕検査　114

第5章　子どもの気になる食行動の見方とその指導法　　（笹田　哲）

1．食事中で気になる動作 …………………………………………… 117

2．ピラミッド・ツールの活用 …………………………………… 117

3．姿勢保持の問題（第1段階）…………………………………… 118
（1）臀部のどの部位で支持しているのか　118
（2）足を床につけることの大切さ　118
（3）姿勢に対する指導例　119

4．食具操作の問題（第2段階）…………………………………… 119
（1）スプーン操作　120
（2）箸操作は一側固定操作　120
（3）食器を持つ手の動き　121
（4）手指機能に対する指導例　121

目　次

5．見る力の問題（第3段階） …………………………………………… 121
　（1）目の評価のポイント　*122*
　（2）眼球運動に対する指導例　*122*

6．注意力の問題（第4段階） …………………………………………… 122
　（1）注意の評価ポイント　*122*
　（2）注意に対する指導例　*123*

7．事　例 ………………………………………………………………… 123
　（1）ピラミッド・ツールによる箸操作の特徴　*123*
　（2）指導の実際　*124*

8．食べる楽しみのために ……………………………………………… 125

第6章　子どもの食べる楽しみの充実をめざす栄養ケア・マネジメント

（杉山　みち子，川畑　明日香，藤谷　朝実，山城　秋美）

1．栄養ケア・マネジメントの体制づくりに向けて ………………… 127

2．食べることの楽しみの充実のために ……………………………… 128

3．栄養ケア・マネジメント（Nutrition care and management：NCM）とは ……………………………………………………………… 129

4．栄養スクリーニング ………………………………………………… 130

5．アセスメント ………………………………………………………… 131
　（1）アセスメントのポイント　*131*
　（2）栄養診断　*133*

6．栄養ケア計画 ………………………………………………………… 133

7．栄養ケア計画の実際とチェック …………………………………… 135

8．モニタリング ………………………………………………………… 135

9．評価と継続的品質改善活動 ……………………………………… *136*

第7章　支援の必要な子どものための保健福祉施策（小山　秀夫）

1．障害のある子どものための入所，通所，居宅サービス …………… *139*

（1）サービスの申請から利用までの流れ　　*140*

（2）給付決定について　　*141*

（3）サービスの内容　　*146*

2．社会的に養護の必要な子どもについて ……………………………… *146*

3．ライフステージを通じた横断連携 …………………………………… *146*

資　料 ………………………………………………………………………… *149*

索　引 ………………………………………………………………………… *160*

vii

第1章　子育て支援と食育

堤　ちはる*

1 「食べること」と子育て支援

　成長期の子どもにとって，「食べること」は生命の維持や心とからだの健やかな育ち，さらに健康寿命の延伸の基礎づくりに欠かせないものである。また，様々な食材に触れ，調理の過程を日常的に見たり体験したりする。家族や友だちと「食べる楽しみ」を共有するなどの経験の積み重ねにより，子どもは心身を成長させ，五感を豊かにしていく。このように周囲の人と関係しながら食事をとることにより，多様な食材や味覚を受容する柔軟性，食事づくりや準備への意欲，空腹と満腹のリズム，相手を思いやる配膳やマナーなど**食を営む力**の基礎が培われ，それらをさらに発展させて**生きる力**につなげていく。

　すなわち，食べるという行為を通してつくられる人間関係も子どもの心の育ちに影響することから，乳幼児期からの食育は極めて重要である。また，子どもが幼ければ，食環境を自分自身で整えることはまだ難しいため，子どもとともに保護者支援も必要となる。そこで本章では，乳幼児期の特徴を踏まえた食育について，子育て支援の観点から考えていく。

2 子どもの栄養ケア・マネジメントでめざすもの

　子どもの栄養ケア・マネジメントでめざすものとして，筆者は，①成長・発達を保障すること，②食を営む力の基礎を培うこと，③人間（親子）関係を含めた生活の質（quality of life：QOL）の向上の３点を**子どもの心とからだの健全な育ちのために**提案している。

（1）成長・発達を保障すること

　子どもの栄養ケア・マネジメントでは，調理活動，栽培活動，栄養素の三色（赤・黄・緑）分類などをすぐに頭に浮かべる人が多いかもしれない。時々，保育所等の保育者から，「低年齢児の食育では調理活動，栽培活動や三色分類などを実施することはまだ難しいですが，何をすればよいですか」という質問を受けることがある。その時，上記①〜③の乳幼児期の食育でめざすものをあげて，「"成長・発達を保障すること"の観点からは，

＊相模女子大学栄養科学部健康栄養学科

第 1 章　子育て支援と食育

表1-1　子どもの歯の萌出時期と咀嚼機能

生後 6～8か月頃	・乳歯が生え始める。
1歳頃	・上下の前歯4本ずつ生え，前歯で食べ物を噛みとり，一口量の調節を覚えていく。 ・奥歯はまだ生えず，歯茎のふくらみが出てくる程度。 ⇒奥歯で噛む，すり潰す必要のある食材や調理形態によっては，食べ物を上手に処理できないと，そのまま**口から出したり，口にためて飲み込まなかったり，丸飲みなど**するようになる。
1歳過ぎ	・第一乳臼歯（最初の奥歯）が生え始める。
1歳6か月頃	・第一乳臼歯が上下で噛み合うようになる。 ・しかし，**第一乳臼歯は，噛む面が小さいために，噛みつぶせてもすりつぶしはうまくできない⇒食べにくい食品が多い**。
2歳過ぎ	・第二乳臼歯が生え始める。
3歳頃	・奥歯での噛み合わせが安定し，こすり合わせてつぶす臼磨ができるようになり，大人の食事に近い食物の摂取が可能となる。

出典）堤ちはる：乳幼児栄養の基本と栄養指導，小児科臨床62巻12号，2571-2583，2009

表1-2　1～2歳児の食べにくい（処理しにくい）食品例

食品の特徴	主な食品	調理の留意点
弾力性の強いもの	かまぼこ，こんにゃく，いか，たこ	この時期には与えない
皮が口に残るもの	豆，トマト	皮をむく
口中でまとまりにくいもの	ひき肉，ブロッコリー	とろみをつける
ペラペラしたもの	わかめ，レタス	加熱してきざむ
唾液を吸うもの	パン，ゆで卵，さつまいも	水分を加える
誤嚥しやすいもの	もち，こんにゃくゼリー	この時期には与えない
噛みつぶせないで口にいつまでも残るもの	薄切り（スライス）肉 ※しゃぶしゃぶ用の肉は食べやすい	たたいたり，切ったりする

出典）堤ちはる：乳幼児栄養の基本と栄養指導，小児科臨床62巻12号，2571-2583，2009 を一部改変

離乳後，咀嚼能力に注目した食事を提供することも大切な食育になります」と，以下のような具体的な説明をしている。

　1歳から1歳6か月頃に離乳は完了し，幼児食へ移行する。最初の奥歯（第一乳臼歯）は，1歳6か月頃に上下で噛み合うようになる[1]（表1-1）。しかし，この歯は噛む面が小さいために，噛みつぶせてもすりつぶしはうまくできないので，食べにくい（処理しにくい）食品が多い傾向にある[1]（表1-2）。

　管理栄養士（栄養士を含む，以下同じ）や調理員・調理師が，一生懸命に栄養バランスを考え，おいしく，安全な食事を提供しても，子どもは食べ物を上手に処理できないと，

「噛まない」でそのまま口から出したり，口にためて「飲み込まない」，「丸飲み」したりすることが多くなりがちである。その結果，必要なエネルギーや栄養素が摂取できない，十分に消化・吸収されない可能性が高まり「成長・発達を保障すること」は難しくなる。そこで，この時期に与える食品は，奥歯の状況に応じて咀嚼能力を考慮することが重要で，これも大切な食育のひとつになる。

　1歳児と2歳児の咀嚼力を考えると，1歳児は食材のかたさや食感が違うものを複数一緒に食べることは容易ではない（例：いなりずしのご飯と油揚げ，サンドイッチのきゅうりとパンなど）。また，卵料理で1歳児は中に入れる具が同じやわらかさでないと口から出したり，丸飲みをしてしまうことが多い。しかし，2歳児では，かに玉あんかけのように，きくらげやたけのこが入っていても咀嚼できるようになる。そこで，幼児期の食事は乳歯の萌出時期と咀嚼機能を考慮した調理の工夫が必要である[2]。

　なお，食べにくい食品への調理の配慮は，保育所等の食の専門家がいる施設では，すでに対応している場合が多いことが推察される。しかし，「保育所等での配慮をどれだけ保護者に伝えているか」という家庭との連携について今一度振り返ってみる必要がある。たとえば幼児の保護者は，きざむ必要がないのでひき肉を利用することが多い。ところが加熱してぽろぽろのままでは口中でまとまりにくいため，食べにくい。そこで，保育所等の献立表を示しながら「ここに"じゃがいもの鶏そぼろあんかけ"の料理がありますね。この鶏そぼろ（ひき肉）は咀嚼力がまだ完成していない子どもには，片栗粉でとろみをつけて食べやすくしているのです」と説明することも食育のひとつである。保育所等では特別な食育の教材を作成するのは，時間的に難しい場合も多いことが推察される。そこで，毎月の献立表を食育のツールとして積極的に活用して，保育所等での取り組みの具体例を示しながら保護者に伝え，家庭でも実践できるように働きかけることが望まれる。

（2）食を営む力の基礎を培うこと

　「保育所における食育に関する指針」[3]にある目標と内容は，「現在を最もよく生き，かつ，生涯にわたって健康で質の高い生活を送る基本としての『食を営む力』の育成に向け，その基礎を培うこと」とある。具体的に期待される子ども像は「お腹がすくリズムのもてる子ども」「食べたいもの，好きなものが増える子ども」「一緒に食べたい人がいる子ども」「食事づくり，準備にかかわる子ども」「食べものを話題にする子ども」の5つである（図1－1）。

　これらは，「食べることが大好きで，食に興味・関心の強い子どもを育てよう」と換言できると考えている。子どもが"食べることが好きではなく，食に興味・関心が薄い"状況であれば，保育所等において年齢に合致した適切な食育の取り組みを行ったとしても，子どもに根付いていかないと思われる。また，5つの期待する子ども像は，たとえば「うちのクラスの"お腹がすくリズムのもてる子ども"の達成度は80%」などと客観的に評価しづらく，これらは，畑の土壌作りにたとえられるのではないかと考えている。いくら良

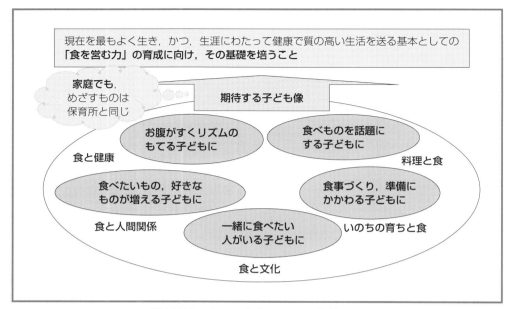

図1-1 「保育所における食育に関する指針」の目標と内容

出典）厚生労働省：楽しく食べる子どもに―保育所における食育に関する指針―，平成16年3月に一部加筆

い種を蒔いたり苗を植えても，その畑の土壌が荒れていたら育たない（食に興味・関心が薄い子どもには，食育活動は根付きづらい）。また，離れた場所（施設外）からは，その畑の土壌が肥沃か否かは判断しづらい（客観的な評価がしづらいために，外からは施設内の取り組みがわかりづらい）という状況が起こりやすいと思われる。

一方，「食育」というとすぐに思い浮かぶ，たとえば調理活動は「月に1回の頻度で実施している」，栽培活動は「10種類の野菜を育てている」などと数値化しやすく，客観的に評価しやすいために施設外にもアピールしやすいと思われる。調理活動，栽培活動などが，「食育」というとすぐにイメージされたり，熱心に取り組まれる理由のひとつには，これらの理由によると考えることもできる。

調理活動，栽培活動などとともに，畑の土壌作りにあたる上記の5つの子ども像をめざした食育にも力を注ぐことが重要である。

（3）人間（親子）関係を含めた生活の質（QOL）の向上

食事は，エネルギーや栄養素の補給の場であるとともに，家族や友人などとのコミュニケーションの場，マナーを身につける教育の場でもある。保護者の中にはこのことを忘れがちになっている人もみられることから，食事のもつ役割について，近年話題となっている，様々な「こ食」について，人間（親子）関係を含めた生活の質（QOL）の向上という食育の観点から考えていく[4]（図1-2）。

一人で食べる「孤食」は，食事のマナーが身につかないうえに，好きなものを好きなだ

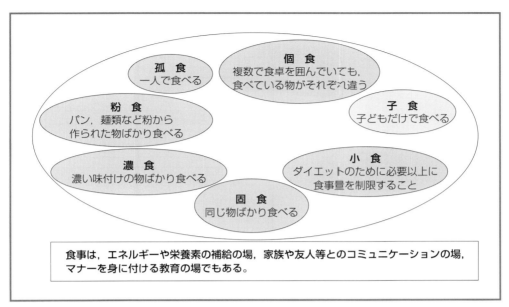

図1-2 避けたい7つの「こ食」

出典）厚生労働省：保育所における食事の提供ガイドライン，2012

け食べてしまいがちで，栄養バランスもとりにくくなる。一方，家族，友人などと一緒にいただく食事は，マナーや栄養バランスの問題を解消できるだけでなく，食欲が増し，協調性やコミュニケーション能力も育っていく。また，家族でいろいろな話をしながら食べた経験は，子どもにとって将来の家庭のイメージ作りにもつながっていく。

「食事の共食状況」と「イライラする」の関係をみると，朝食，夕食を一人で食べる子どもは，家族そろって食べる子どもに比べ「しばしば」「ときどき」イライラする割合が10～20％増加する。夕食では，一人で食べる子どもの約50％が「しばしば」「ときどき」イライラしている状況にあることが示されている（図1-3）。

さらに，家族が同じ食卓を囲んでいても，それぞれが食べたいものを食べる「個食」も問題である。「個食」は，食べたことがないものや苦手なものを食べる機会が減るうえ，好きなものだけを食べるので栄養バランスが悪くなりがちである。また，たとえば3世代が一緒に夕食で肉料理を食べる時，高齢者には薄切りの肉を用意する場合があるが，子どもの「どうしておばあちゃんだけ薄切りなの？」の問いかけに，「入れ歯だから，厚い肉はかたくてかみ切れないのよ」と説明すれば，子どもは"自分なら容易に噛める肉が，高齢者には噛めない"ことに気づく。この気づきから，高齢になると体全体の機能が低下することに思いをはせることができ，高齢者や自分より弱い人への思いやりやいたわりの気持ちが芽生えるきっかけになるのではないかと思われる。これも同じ食材を家族で食べればこそできることである。

そのほかにも，子どもだけで食べる「子食」，ダイエットのために必要以上に食事量を

第1章　子育て支援と食育

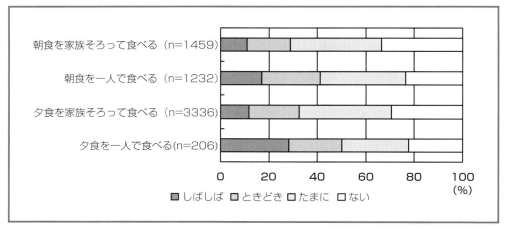

図1−3　「食事の共食状況」と「イライラする」の関係

出典）（独）日本スポーツ振興センター：平成19年度児童生徒の食生活等実態調査（対象：小学校5年生，中学校2年生），2007

制限する「小食」，同じものばかり食べる「固食」，味付けの濃いものばかり食べる「濃食」，パン，麺類など粉から作られたものばかり食べる「粉食」も避けたい食べ方である。

複数で一緒に食べる「共食」では，「こ食」によっては得られない数多くの心の育ちがあることを心に留めて，「こ食」を避ける配慮が家庭や保育所等に求められている。

3　生活の質（QOL）の向上は相乗効果で

人間（親子）関係を含めた生活の質（QOL）の向上について，子ども，保護者，管理栄養士等の食の支援者それぞれのQOLの3つの掛け算の値が最大になることをめざすことが大切である。3つのQOLが全部プラスであれば，相乗効果でQOLが高まるが，どれかひとつでもマイナスがあると，全体のQOLが下がってしまう。

そこで，管理栄養士等の食の支援者も無理のしすぎは禁物である。無理をしすぎてしまうと，応えてくれない子どもや保護者に対してイライラしたり，同僚に理解されないことに気持ちが落ち込むことがあるかもしれない。そのようなネガティブな気持ちが子どもや保護者に伝わると，専門職による食の支援が負担になる可能性が高まると思われる。

4　偏食のとらえ方

嫌いな子どもが多いピーマンは，β-カロテンを含んでいる。しかし，ブロッコリーやほうれんそうでも摂れる栄養素であることから，「嫌いなピーマンを無理に食べさせる必要はない」と考える人もいる。確かにブロッコリーやほうれんそうを食べることができる

なら，ピーマンにこだわる必要は栄養学的にはほとんどないであろう。しかし，幼児期は
いろいろな生活環境に心や体を適応させる意味で重要な時期であることから，多様な食材
を食べる経験を積む必要があると考えられる。そこで，ピーマンの切り方や味付けを工夫
し，「ひと口でもいいから食べてみよう」と励まし，ほんの少しでも食べたら「すごい
ね！」と褒め，子ども自身が様々な食材を受容できる環境をつくることも大切である。

　嫌いな食材を食べることができたという達成感は，褒められることでさらに強められ，
自信が生まれる。その自信がやる気につながり，物事に前向きに取り組めるようになるで
あろう。たとえば人間関係について考えてみると，世の中には自分と気の合わない人がい
ても，「嫌いだから付きあわない」と切り捨てるわけにはいかず，ある程度付きあってい
かなければならない場面もある。相手を好きになれなくても「こんな考え方があってもい
い」とその人の個性を受け入れることで，円滑な人間関係を築くことができる。学問や仕
事にも同じことがいえると思われる[5]。いろいろな食べ物を食べることの意義は，生活の
様々な場面にまで広がることを心にとどめ，子どもと向きあう姿勢が保護者をはじめ管理
栄養士等の食の支援者にも重要である。

⑤ 咀嚼・嚥下の困りごとへの対応

　食べ物を上手に処理できないと，「噛まない」でそのまま口から出したり，口にためて
「飲み込まない」，「丸飲み」したりする可能性が高まる。「噛まない」場合には噛まないか
らといって，歯ごたえのあるものを食べさせて，咀嚼を促そうとするのはかたくて食べづ
らく，噛むことが嫌になり，飲み込んでしまうので逆効果である。指でつぶせるくらいの
かたさの根菜（だいこん，にんじん，かぶなど）の煮物などを提供し，咀嚼を促す。指でつ
ぶせるというと，親指と人差し指でつぶす人が多い。この2本の指は力が強く，かなりか
たいものもつぶせる。一方，親指と薬指はあまり力が入らないので，初めのうちはこちら
の2本で，楽につぶせるくらいのかたさから試していくことが勧められる。

　「飲み込まない」に対しては，"その食べ物が嫌い"という意思表示の場合や咀嚼不足で
飲み込めない場合に起こりがちである。そこで，何を飲み込めないのかを確認して対策を
考えていく。

　「丸飲み」は咀嚼に時間がかからないために早食いを助長し，それが習慣になると食べ
過ぎてしまい，肥満になるリスクも発生する。「丸飲み」は食べ物がかたすぎる場合や，
細かくきざみすぎて噛む必要がない場合に起こりがちである。また，乳幼児は，口中でば
らばらになってしまうもの（ひき肉，ブロッコリーなど）をまとめることができずに，丸飲
みすることもある。そこで，軟飯のように口中でまとまりやすいもので噛むことに慣れて
いくことが勧められる。

第1章 子育て支援と食育

❻ 手づかみ食べについて

　手づかみ食べは生後9か月頃から1歳過ぎの子どもの発育・発達にとって，積極的にさせたい行動である。しかし，子どもが手づかみ食べをすると周りが汚れて片付けが大変，食事に時間がかかるなどの理由から，手づかみ食べをさせたくないと考える保護者もいる。そのような人には，手づかみ食べが子どもの発育・発達にとってなぜ重要であるのか，その理由を説明して，納得したうえで子どもに手づかみ食べを積極的にさせるように働きかけてもらう必要がある。

　手づかみ食べでは，食べ物を触ったり，握ったりすることで，そのかたさや触感を体験している。これは，食べ物への興味が湧いていることを意味する。さらに手づかみ食べは，食べ物で「遊ぼう」とするのではなく，「食べよう」と思うから口に入れるのである。すなわち，目の前にある食べ物に手を出すということは，今までの「飲ませてもらう」「食べさせてもらう」という受け身の行動から，自らの意志で食べ物を求める能動的な行動への大きな変化である。これが手づかみ食べを大切にしたいと考える理由のひとつである。

　また，手づかみ食べにより目・手・口の協調動作が円滑になることも，手づかみ食べを推奨する理由になる。たとえば豆腐を手でつかむと，やわらかく崩れやすいものであることを感じる。それを持ち上げて口に運ぶときには，手で重さを感じることができる。続いて前歯でひと口かじりとるが，この刺激が歯茎を伝わって脳に届き，口触りや歯ごたえなどのテクスチャーを理解する。さらに上顎と舌で何回位すりつぶせば飲み込むことができるのかという判断も可能となる。様々な食材を手づかみ食べすることにより，これら一連の行動がなされ，食べ物のかたさや重さ，触感などが学べるのである。

　一方，子どもに手づかみ食べをさせずに，大人がスプーンに食材をのせて食べさせてしまうと，上述のような手づかみ食べで得られる多くの体験ができない。このように手づかみ食べは「食べることの自立」に向けた貴重な食育の機会につながっていくので，子どもには手づかみ食べを十分にさせることが重要である。

　さらに奥歯を使って噛む力を育てるには，手づかみ食べで大きめの食べ物を前歯で噛みとったり，様々な食品を食べたりすることで，その形状に合わせて適切に噛める一口量を体験することが必要である。

❼ 食具の使い方の練習について

　食具の使い方について，スプーンから箸へは，手のひら握り→指握り→鉛筆握り→箸へと移行してくる[6]。食具は，「○歳になったから，箸を使う練習をする」のではなく，子どもの手の機能の発達に合わせて，鉛筆握りが問題なくできるようになったら，箸を使う練習に移行するとよい。

スプーンやフォークは食卓に置いて，「こうして食べるのよ」と示しながら，徐々に使えるようにしていく。食事時間に加え，遊びや日常生活の中で，指先で物をつまむ，持ち上げるなどの動作を丁寧にさせていくと，食事時間が訓練の場にならないので，楽しく食具の使い方を身につけることができる。

❽ 食事中の習慣的な声かけへの配慮

3歳以上児は，たとえば食事中に「きのう，公園に行ってすべり台で遊んだ」というような食事と直接関係のない話をしながらでも，食事をすることができる。しかし，3歳未満児は，食べることそのものに集中する時期である。食事中，黙っている時があっても「思っていたよりかたい」「冷たい」など様々なことを感じている豊かな時間を過ごしている場合もある。そこで，食事中に楽しく食べる雰囲気をつくろうと「おいしいね」「もっと食べようね」などと，"子どもの様子に配慮しない，習慣的ともいえる声かけ"を何度もすることが，逆に子どもの集中力の妨げになる可能性もある。

子どもは声かけを求めていたり，手助けを必要としたりする場合には，こちらに視線を送るなどのサインを周囲の人に発している。そのサインに的確に応えてもらう体験を積み重ねると，子どもは安心することができ，そこから自己肯定感も育っていく。そこで，食事中は楽しい雰囲気を作りつつ，子どもの表情を注意深く観察し，習慣的ではない子どもの求めに応じた対応をすることが重要である。

❾ 保護者の食生活について

低年齢の子どもは，自分で栄養バランスを考えた食事を適切な時間に準備して，摂取することはまだ難しい。保護者や周囲の大人が食事を用意することから，大人の食生活の影響を，子どもたちは強く受けることが多い。ここにその一例を示すと，就学前の子どもの保護者が朝食を「必ず食べる」と子どもの朝食摂取率は約95％と高いが，保護者が「ほとんど食べない」「全く食べない」と子どもの朝食摂取率は約80％に減少する（図1 − 4）[7]。これらの結果から，子どもの朝食欠食を減らすためには，保護者の「食」に対する意識の改善に向けた支援が必要になる。

また，別の調査では，保育所，幼稚園に通う4，5歳児の母親の食生活をみると，「1日の食事は3食である」「食事時刻は決まっている」は約80％である。しかし，裏を返すと，残りの約20％は1日の食事が3食ではなかったり，食事の時刻が決まっていなかったりすることを示している。また，「食事を菓子ですませることはない」は約60％であるが，残りの約40％は食事を菓子ですませている。「自分の食事に気を使っている」は約20％で，残りの約80％は「自分の食事に気を使っている」とは答えていない（図1 −

第1章　子育て支援と食育

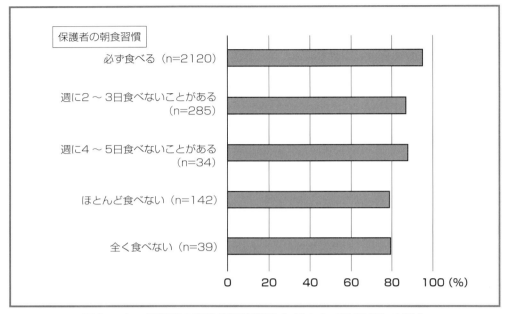

図1－4　保護者の朝食習慣別朝食を必ず食べる子どもの割合

出典）厚生労働省：平成27年度乳幼児栄養調査結果の概要，2016

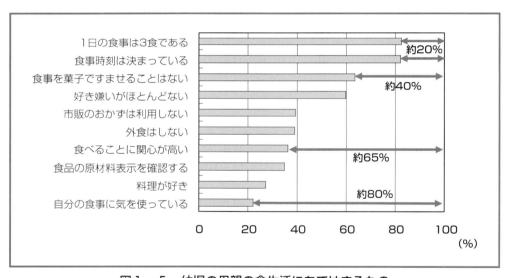

図1－5　幼児の母親の食生活にあてはまるもの

調査対象：保育所・幼稚園の年中・年長児の母親4187名
出典）堤ちはる他：幼稚園・保育所の幼児と保護者の食生活に関する実態調査，平成22年度こども未来財団「児童関連サービス調査研究等事業」，幼児期の食の指針策定のための枠組みに関する調査研究，9－38，2011

5)8)。これらの結果は，幼児の母親の食生活の乱れを示すものであり，子どももその乱れに巻き込まれる可能性が高い。そこで，子どもの食生活を考える場合には，親子を一体にとらえた日常生活全体からの「食」の支援が重要である。

10 これまでの支援の発想の転換を

　調理は苦手であるが，離乳食は一生懸命作る母親のなかには，自分の食事まで手がまわらず，カップ麺や菓子パンなどですませる人もいる。それならば，離乳食で作ったスープに具を足したり，味付けをしたりして「離乳食から大人の食事への展開」を支援することを提案する。これまでは「大人の食事から取り分けて離乳食へ」の支援が中心であったが，近年の親子状況に柔軟に対応した発想の転換が必要である。

　また，市販の惣菜の利用の多い家庭には，手作りを勧めることもある。しかし，手作りする時間がない，調理が負担であるという人もいる。そこで，市販品の煮物や炒め物などの惣菜に野菜，豆腐，卵を加える料理の提案をすることも勧められる。たとえば，市販のきんぴらごぼうにもやしやピーマンを加えて炒め煮にしたり，豆腐や卵を加えると，目先の違った料理になり，手軽に野菜やほかの食材もとれ，薄味にもなり量も増える（図1-6）。市販品の上手な利用法を示すことで，調理に費やす時間が短縮され，調理への負担感が減ったりする。その結果，心に余裕ができて，穏やかな気持ちで子どもとゆったりと接することができるようになることも推察される。すなわち，市販品の上手な利用法を示すことは子育て支援につながると思われる。

　保護者への声かけについても，発想の転換が求められる。上述の朝食欠食の保護者に，

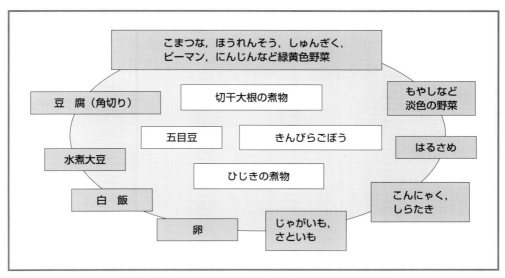

図1-6　市販の惣菜に他の食材を加える調理例

第1章　子育て支援と食育

支援者としては「大人が朝食を欠食すると，子どもも欠食になることが多いので，朝食をとるように」と助言したいところである。しかし，「最近忙しそうだけれども，朝ごはん食べていますか？ 食べないと体がもたないですよ」と，体を気遣う言葉がけにすれば，普段，子どものことは話題になっても自分のことは後まわしになりがちな保護者は『私の体を気遣ってくださった』と自分を大切に思っている人の存在を感じ，そこから自分がいかに大切な存在であるかに気づき，自尊感情が育まれるであろう。この感情を育んでいけば，子どもや家族も自分と同じようにかけがえのない存在であることに気づき，適切な食生活の営みに向けた行動変容が起こりやすくなると思われる。

11 食の支援に経済的な視点を

　一般的に経済的に余裕がない場合であっても，私たちは服装や持ち物等，外から見える物には，お金をかけてしまいがちである。一方，食生活は外から見えづらいために，栄養バランスを欠いた食事を摂取しがちになったり，管理栄養士等が食事内容を問うた際に，実際とは異なる食事内容を申告しがちになったりすることもある。
　国民健康・栄養調査結果では，所得が低いほど穀類の摂取量が多く，反対に野菜類，肉類，乳類の摂取量は少ない結果が得られている（表1-3）[9]。平成27年度乳幼児栄養調査結果[7]においても，この結果と同様の傾向が見られている。
　そこで，食の支援において栄養バランスに配慮した食事を勧めるために，「肉や魚もバ

表1-3　所得と食品群別摂取量等に関する状況（20歳以上）　　　　　　　　　単位（g/日）*

	世帯収入200万円未満	世帯収入200万円以上～600万円未満	世帯収入600万円以上	600万円以上の世帯の世帯員と比較**（†は有意差あり）	
	男性423人女性620人	男性1623人女性1774人	男性758人女性842人	200万円未満	200万円以上～600万円未満
穀類の摂取量　（男性） 　　　　　　　（女性）	535.1 372.5	520.9 359.4	494.1 352.8	† †	†
野菜類の摂取量（男性） 　　　　　　　（女性）	253.6 271.8	288.5 284.8	322.3 313.6	† †	† †
肉類の摂取量　（男性） 　　　　　　　（女性）	101.7 74.1	111.0 78.0	122.0 83.9	† †	† †
乳類の摂取量　（男性） 　　　　　　　（女性）	87.4 99.5	103.4 118.8	113.6 136.1	† †	†

*　　年齢と世帯員数での調整値
**　多変量解析を用いて世帯収入600万円以上を基準とした他の2群間比較を実施
出典）厚生労働省：平成26年国民健康・栄養調査結果の概要，2015

ランスよくとりましょう」「野菜を食べましょう」等の助言をする際には，旬の食材，缶詰，冷凍食品の利用や，食材を使い切る工夫等の経済的な視点を入れた "お財布にやさしい" 具体的な料理の提案が求められる。

12 「当たり前の基準」の学びの支援

　乳幼児の保護者の子どもの食についての悩みで，たとえば「白飯を食べずにバナナしか食べないので，主食はいつもバナナです」（２歳児の保護者），「野菜嫌いで全く食べません。野菜ジュースなら毎日１リットル以上飲むので，それを野菜の代わりにしています」（３歳児の保護者）という声がある。これは，「子どもが食べたがるので与えている」「子どもが勝手に食べて（飲んで）いる」のであって，「私が食べさせて（飲ませて）いるのではない」。あたかも "責任は子どもにある" とでも言わんばかりにも聞こえてしまう。ところが，乳幼児はまだ「当たり前の基準（量，頻度，時刻，食事のマナー等）」がわからない時期である。また，保護者に「当たり前の基準」がなかったり，あるいは「当たり前の基準」が標準からずれていたりしていることもしばしば見受けられる。これでは適切な食事が提供されない状況であり，**ネグレクト**（育児放棄）の疑いになりかねない。管理栄養士等の食の専門家は，食を通した子育て支援において，当たり前を守り，具体例を示しながら「当たり前の基準」を伝えることが，今後ますます重要になると考えている。

13 子育て支援と食育

　近年はインスタント食品，惣菜の多様化や長時間営業の店の増加など，食環境が変化し，それに伴い家庭の食事の内容，提供方法や食への意識，価値観も変化している。しかし環境や意識が変化しても，子どもと保護者の食をより豊かなものにするために，各分野の専門職が目指すべきこと，大切にすべきことはゆらぐことがあってはならない。

　乳幼児の保護者は「栄養バランスのよい食事を子どもに与えなくては」と食生活を難しく考えすぎたり，情報過多で混乱したりしがちである。しかし，"当たり前" の食生活を送ればよいのである。

　これまで述べてきたように，食育は，調理や栽培活動等の限定的（イベント的）なことだけにとどまらない。「食の自立支援」，「人間関係の構築」，「自尊感情の育ち」等にまで関係する広く奥深いものであることを心に留めて，子育て支援と食育に取り組んでいくことが，今，まさに求められている。

参考文献
１）堤ちはる：乳幼児栄養の基本と栄養指導，小児科臨床　62（12）：pp.2571-2583，2009.

第1章　子育て支援と食育

2）堤ちはる：D　乳幼児の栄養，5幼児期の食と栄養，助産学講座3　基礎助産学［3］母子の健康科学，pp.70-76，医学書院，2017.

3）財団法人こども未来財団：保育所における食育の計画づくりガイド，p.3，2007.

4）厚生労働省：保育所における食事の提供ガイドライン，p.3，2012.

5）堤ちはる，平岩幹男：新訂版　やさしく学べる子どもの食，pp.66-74，診断と治療社，2012.

6）土井正子，大槻恵子：第6章　幼児期の心身の発達と食生活　3．幼児期の食機能の発達，子育て・子育ちを支援する子どもの食と栄養，pp.132-133，萌文書林，2018.

7）厚生労働省雇用均等・児童家庭局母子保健課：平成27年度乳幼児栄養調査結果の概要，2016.

8）堤ちはる他：幼稚園・保育所の幼児と保護者の食生活に関する実態調査，平成22年度こども未来財団児童関連サービス調査研究等事業，幼児期の食の指針策定のための枠組みに関する調査研究，pp.9-38，2011.

9）厚生労働省：平成26年国民健康・栄養調査結果の概要，2015.

第2章　子どものための栄養ケア・マネジメントの実際

藤谷　朝実[*]

1　子どもの栄養ケア・マネジメント

　小児期の栄養障害は，成長障害のほか，知的発達の遅れや易感染，疾病リスクの上昇などに影響を与えるとともに，栄養障害がたとえ一時的なものであってもその後の一生にわたって健康障害の出現に影響する。

　生後1年までの乳児の主たる死亡原因は先天性奇形・変形，染色体異常[1]などであり，この時期の死亡率もその後の年齢期の幼児に比べて高い。障害がある子どもたちはこの時期に濃厚な医療的処置を受けているものも少なくない。その際の最優先順位は救命であり，成長・発達のための栄養評価は病態が安定してからとなり，栄養ケアが遅延しなんらかの栄養障害をきたしてしまうことも少なくない。また，胎児から2歳誕生日までの栄養状態が子どもの一生に大きく影響を与えるという報告[2]は，医療的ケアのいかんにかかわらず，また障害のあるなしにかかわらず，乳幼児期の栄養評価に基づく栄養ケア・マネジメント（NCM）（図2-1）の重要性を説いている。

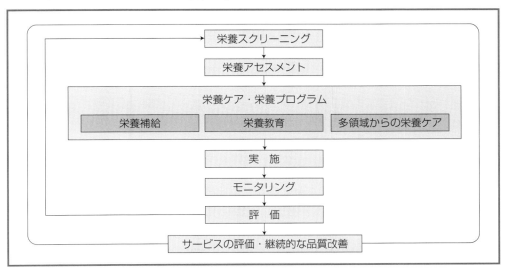

図2-1　栄養ケア・マネジメント（NCM）の構造

出典）厚生省老人保健事業推進等補助金研究：高齢者の栄養管理サービスに関する研究報告書，1997

[*] 神奈川県立保健福祉大学保健福祉学部栄養学科

第2章　子どものための栄養ケア・マネジメントの実際

　子どもは自分ひとりで食品を手に入れ加工することができないため，すべての子どもに対して栄養・食事支援が必要であるということができる。しかしここでは，児童福祉法第4条2項に述べられている「身体に障害のある児童，知的障害のある児童，発達障害を含む精神に障害のある児童，又は治療方法が確立していない疾病その他の特殊の疾病」等に罹患している児童を，支援が必要な子どもと定義し，支援の必要な子どもに対する栄養ケア・マネジメントの実際について解説する。

2 子どものための栄養ケア・マネジメントの実際

（1）スクリーニング

　スクリーニングは，低栄養のリスクがあるかないかを判別する目的で実施されるものである。施設や病院などに入所する理由がある「子ども」はすべて低栄養のリスクがあるということができる。つまり，このような視点において，障害児，疾患のいかんを問わず，「子ども」であるということそのものが栄養スクリーニングのひとつの有用性の高い指標となるといえる。

　子どもに限らず，なんらかの身体的・精神的な「障害」があるということは，a) **適切な栄養補給**が実施されない，あるいはすることができない，もしくは適切と考えられていても，b) **なんらかの理由**によってエネルギーや栄養素の過不足の状況，またはその可能性がある。この a) と b) を明らかにするためには個別の栄養評価が必要である。一般的な方法として汎用されている SGA（subjective global assessment）[3, 4] や MNA-SF® （mini nutritional assessment-short form）[5] などは主として成人を対象とした方法であり，子どもや障害児の栄養リスクの判別には，身体組成や臓器を含めた成長・発達による影響を念頭に入れたスクリーニング項目の設定が必要となってくる。

　スクリーニングは入院時や施設入所時の低栄養の把握を目的とするほか，入院時に低栄養のリスクがない場合でも定期的なスクリーニングによって早期に低栄養を見つけ出すという目的で実施する場合がある。入院時の栄養評価において低栄養のリスクはない，もしくは極めて低いと評価された場合においても，定期的に①**身体計測による成長曲線による評価**，②**ミールラウンドによる食事の観察**，③**平均的な食事摂取量の評価**の3つの視点（表2－1）は小児期の栄養障害を早期に発見する項目として有用性が高いと考えている。管理栄養士はこれらの項目について組織として看護職や介護職と協働して取り組み，定期的に確認し，記録することでこれらの「変化」に気づくとともに栄養にかかわる問題を把握できるはずである。

　スクリーニングは簡便かつ誰でも実施できることが最も重要であり，さらに日常のケアの中で「いつ」「誰が」「何を」「どのように」「記録する」のかを，システム化することが必要である。

2．子どものための栄養ケア・マネジメントの実際

表2－1　子どもの栄養スクリーニングとしての視点となる項目

1．成長曲線に沿った身長・体重の増加があるか
　　月齢・年齢標準身長や体重と一時点で比較するのではなく，経時的な成長で確認する。
成長曲線に即した成長であればたとえ－2SDの曲線上であっても低栄養のリスクとして
は低い。
2．食事をおいしそうに楽しく食べているか
　　若干の偏食やむら食いはあって当たり前。まずは，おいしそうに楽しく食べているかに
ついてミールラウンドを通して観察する。
3．平均食事摂取量は必要量に見合っているか
　　入院・入所時の提供食種が月齢・年齢相当であれば，直近1週間当たりの平均的な摂取
量が7～8割あれば摂取量不足のリスクは低い。

（2）栄養アセスメント

　子どもに対する栄養アセスメントは成長・発達が順当であるかが最も大きな評価指標と
なるため，身長や体重，頭囲等の継続的な計測の実施，運動や言語，摂食などの機能評価
の2つが評価指標として大きな役割を担っている。また子どもの生活全般は養育者に依存
しており，養育者の知識や認識，技術，経済的，社会的状況が栄養状態にも影響を与える
可能性が大きい。これらの特徴を十分に考慮したアセスメントを包括的に実施することが
重要であり（表2－2），継続的なモニタリングもこれらそれぞれのアセスメント項目に即
して実施していく。

表2－2　子どもの栄養アセスメント（A・B・C・D・E・F）

Anthropometric assessment	成長・体格・体組成評価
Biochemical assessment	生化学検査結果による評価
Clinical assessment	主訴や臨床診査による評価・ミールラウンド
Dietary assessment	食事（栄養）摂取量評価
Environmental assessment	養育者や生活環境評価
Functional assessment	身体機能評価，発達評価

出典）栄養アセスメントのパラメータ ABCD（中村丁次：傷病者の栄養アセスメント臨床栄養学，南江堂，p.24，
2008）を改変

1）成長・体格評価・体組成評価　Anthropometric assessment

　子どもの身長・体重評価は栄養評価として非常に重要である。良好な栄養状態では，成
長曲線に即した成長が見られるためである。日本では平成12年の厚生労働省による「一般
調査及び病院調査による乳幼児身体発育値及び発育曲線」[6]ならびに文部科学省学校保健
統計報告書（6～17歳）[7]で作成された成長曲線が活用されている。国際的には，WHO
（World Health Organization）[8]やCDC（Chronic Disease Center）[9]で作成されたものがあり，
定期的に計測した身長，体重，頭囲等を経時的にプロットしそれぞれの成長曲線を作成
し，標準的な成長曲線と比較して評価していく（図2－2）。栄養管理上のカルテなどに記

17

第2章 子どものための栄養ケア・マネジメントの実際

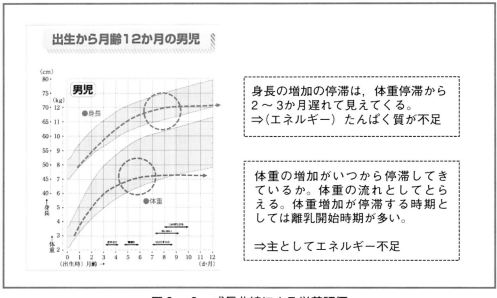

図2-2 成長曲線による栄養評価

載する場合は，月齢・年齢標準に比較したz-score＊（SD：standard degree）を用いて評価されることも多い。また，「％標準BMI」は小児期の体格評価として用いられ，年齢月齢の標準身長・体重から求めたBMIに対する割合であり，WHOで提言しているBMI for Ageとほぼ同様の意味を持っている。

＊z-score……リファレンスの中央値と測定値との差異を標準偏差の倍数で表し標準化した指標

ダウン症の成長曲線[10]やターナー症候群の成長曲線[11]など，疾患別の成長曲線も作成されている。身長・体重の増加に特徴がある疾患がある場合には，それぞれ使い分けることも的確な評価にとって重要である。

WHO，CDC，日本の各成長曲線は大きな違いはなく，いつも同じ評価シートを用いて経時的な評価をすることが重要である。WHO，CDCは頭囲，上腕周囲長，上腕三頭筋皮下脂肪厚の月齢・年齢標準の数値も提示[12]され，身長・体重以外の身体評価も可能であるが，これもまた一時点の評価ではなく経時的な変化に対して用いる。またWHOはある一定の月齢間での身長・体重・頭囲の平均的な増加量（p.149参照）についても示しているため，標準体格と単純に比較するだけでなく，月齢相当の増加量があるかという評価もあわせて実施することもひとつの方法である。

体重は，便秘や脱水等の影響を受けるためこのような徴候・症候がある場合，もしくは発熱，嘔吐，下痢などを伴う感染など急性期疾患罹患時は，できれば起床時など決まった時間での毎日の体重計測が栄養状態の適切な評価指標となる。

成人では，身長がほぼ一定であるために体重変化のみをとらえてBMIでの体重評価が

18

実施されるが，子どもにおいては身長・体重ともに増加するため，年齢標準に対する身長と身長に対する標準体重の比較を用いたWaterlow[13]での栄養障害評価（図2－3）が推奨されている。Waterlowの評価は，体重の変化は比較的短期的（急性）の栄養障害であり，身長の変化は慢性的な栄養障害によるものとされている。しかし，実際には体重増加の停滞から2～3か月遅れて身長の停滞が起こることが多く，急性・慢性という分類に明確な区分がないともいえる。そのため，体重

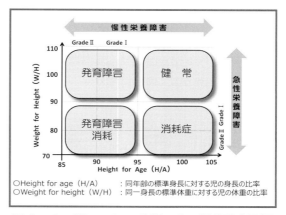

図2－3　Waterlow分類による栄養障害評価

出典）Waterlow JC: Classification and Definition of Protein - Calorie Malnutrition. BMJ. 1972, 566-569

増加の停滞がみられた段階で，できるだけ早期にエネルギー不足の原因について，適切な問題把握がされず栄養ケアがされないと，その後身長増加の停滞が生じてくるようになる。

　また，乳児期の身長増加の停滞は，たんぱく質のみの摂取不足よりも先に，哺乳量の低下などによるエネルギー不足が原因となり，たんぱく質のエネルギー異化により二次的なたんぱく質不足となることが多い。そのため，まずは哺乳量の確認が重要である。また，アレルギーなどの理由で食品の制限があり，代替食品の摂取によって適切な栄養補給がされてない場合も，たんぱく質やカルシウムなどの摂取不足となる可能性があり，身長・体重の増加不良については食事摂取量とあわせて評価することが重要となる。

　子どもの体組成は，成人に比べて水分が多く[14]，脂肪[15]と筋肉量の割合が低い。これらは子どもの体内でのエネルギーやたんぱく質の蓄積量が少ないことを意味し，成人に比べて脱水や飢餓に弱く，容易に栄養状態の低下をきたす反面，適切な栄養ケアがされると栄養状態の改善に対しての反応性も高い。子どもに特徴的な体組成は，栄養状態の早期評価，早期ケアが必要な理由のひとつである。

2）生化学検査結果による評価　Biochemical assessment
①栄養価指標

　生化学検査は疾病の病態評価として用いられることの方が多く，単独で栄養評価指標としては使われることはほとんどない。子どもでは，疾病の状況が栄養状態に与える影響は成人に比べて大きいため，今後の栄養状態の変化の予測をするためには病態を把握することは重要となる。しかし，特に代謝疾患の場合は低栄養のリスクも大きく，また生化学検査の数字の基準値に対する評価も異なることもあり，生化学検査からの短絡的な判断は困難なことも多く，病態は医師との十分な連携によって把握すべきである。

　成人で栄養評価（図2－4）として比較的よく用いられる血清アルブミン値は，生後1

か月は最も低値であり生後6か月の間に増加し，その後はほとんど変化なく性差もみられない[16]。血糖は，未熟児では25〜60 mg/dL，成熟児では35〜60 mg/dLと低いが，新生児期を過ぎると成人とほぼ同じ60〜100 mg/dLとなる[17]。BUNは生後1年までは低値であるがそれ以降は成人とほぼ同じであり，クレアチニンは筋肉量と相関するため新生児では0.3〜0.6 mg/dLと低く，その後上昇する[18]。

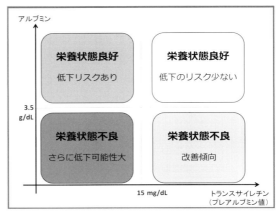

図2−4　内臓たんぱく質を用いた栄養評価

②消化能力

　栄養素の消化にかかわる唾液アミラーゼは，出生時は成人の1/10，生後1か月以内に1/2，5歳以降でほぼ成人値に達する。膵アミラーゼは，生後3か月まではほぼ認められず，1歳で成人の1/4，2歳で1/2，10歳でほぼ成人値[19]に達し，乳幼児期は唾液アミラーゼ優位の**アイソザイムパターン**を示す。血液リパーゼは生後6か月では成人期の下限を下回り次第に上昇し，2〜5歳で成人値の2/3値程度となる。血清トリプシンは，乳幼児前半は比較的高値で次第に低下し5歳頃までに成人値の約4/5となる[20,21]。

③腎機能

　腎機能は糸球体と尿細管の機能に大別されるが，主たる腎機能は糸球体機能である。糸球体機能とほぼ同義である糸球体濾過量は，1分間に糸球体で濾過される濾過量（GFR：glomerular filtration rate）のことであり，出生時（満期産の正常児）は20 mL/min/1.73 ㎡で成人の約1/6と低い。その後ゆっくりと発達し，生後1年では90 mL/min/1.73 ㎡となり，2歳過ぎには成人のレベルに達する[22]。しかし，GFRの推定式として比較的よく使用されるクレアチニンクリアランス（Ccr）は，尿量の正確な測定と軽度〜中程度の腎機能低下時には尿細管からの分泌の影響を受けて腎機能を過大評価する可能性もあり，小児期の腎機能の評価には留意が必要である[18]。

④**生理的貧血について**

　成長直後の新生児は約250〜300 mg（75 mg/kg）の鉄を保有している[23]。出生後約2か月間は胎児期に比べて酸素状態の改善によってヘモグロビン濃度は減少し，その際に破壊された赤血球から貯蔵鉄へ鉄が再配分される。この鉄の再配分によって，生後4〜6か月は鉄不足になることはなく貯蔵鉄によって必要量を充足できている。そのため，ほとんど鉄を含有しない母乳だけでも鉄不足になることがない。また生後2〜3か月頃よりエリスロポエチン（erithropoetin; Epo）の産生が始まり鉄の消費が始まるとともに，成長に必要な鉄の必要量（0.65 mg/日）など含めて生後4〜6か月を経過すると鉄の必要量は約0.7〜0.9 mg

となる[24]。この時期の鉄の必要量は，体格やエネルギー消費量に比較すると著しく高く，母乳中の鉄含有量が低い（約0.4 g/L）ために，生後6か月から離乳食が完了するくらいまでは生理的貧血と呼ばれる状態となる。この潜在的な鉄欠乏状態は，体内鉄総量が増加する5歳くらいまで続くことが正常といわれ，この間の血清鉄は70〜140 µg/dLと成人と比べると低く推移する。育児乳は母乳に比べて約20倍鉄を多く含む（7〜8 g/L）が，母乳の鉄の吸収率が約20％であるのに対し育児乳は4％程度と低く，生理的な貧血予防目的での育児乳への変更は推奨されていない。

　また，妊娠後半3か月で鉄は胎児に供給されるため，未熟児や低出生体重児の鉄貯蔵量は正期産児に比べて低い可能性が高い。特に妊娠最後の6週間では10 mg／日にまで鉄の必要量は増加し，そのうち3gは胎児に蓄積されるため[25]，早産児や低出生体重児は満期産児に比べて貧血が高度となりやすくまた貧血の出現も早くなりやすい。このため早産児や低出生体重児は，母乳以外からの鉄の補給が必要となる。

⑤その他（便による消化吸収試験）

　表2－3に消化吸収試験についてまとめている。これらの試験はなんらかの原因疾患が

表2－3　便による消化吸収試験

	項　目		基準値	内　容
糖　質	クリニテスト		≦0.25％	≧0.5％で糖質吸収不全。クリニテストは便中に存在する糖の還元性を利用する検査。ただし，ショ糖は還元性を示さない。
	便 pH 検査		≧5.5	0〜5か月の母乳児の便の標準 pH は5.5以下。吸収されなかった糖が腸内細菌によって発酵されることで pH が低下する。
脂　質	〈定性〉便脂肪染色検査（Sudan Ⅲ）		少量の脂肪滴のみ	オレンジ色や赤色に染まった中性脂肪滴や分解脂肪滴が観察される。
	〈定量〉脂肪出納試験	1日脂肪排泄量	＜3.5 g／日（2歳未満）	乳児5 g/kg／日，幼児40〜50 g/kg／日，年長児70〜80 g/kg／日を含む食事を与えて，便中の脂肪量を計測する。
			＜4.5 g／日（2歳以上）	
		脂肪吸収率	＞60％	
たんぱく質	〈定量〉窒素出納試験	便中窒素排泄量	＜1.0 g／日（乳児）	一定組成の食事を与えて，便中の窒素量を計測する。
			＜1.5 g／日（1歳以上）	
	一回便中 α 1-アンチトリプシン濃度		≦0.92 mg/g	24時間蓄便を用いて α 1-アンチトリプシン活性を測定する。同時に血清中の活性も測定してクリアランスを算出する。基準値以上の場合はたんぱく漏出性胃炎の存在を考える。
			≦10.0 mg/dL	
	α 1-アンチトリプシンクリアランス		0.4〜19.0 mL／日	

出典）小児臨床検査ガイド　消化吸収試験　便検査，文光堂，pp.670-675，2004．改変

第2章　子どものための栄養ケア・マネジメントの実際

ある場合に実施されることが多いが，栄養補給量が必要量を充足しているにもかかわらず，体重増加不良などがみられる場合に実施することで，エネルギー基質として適切な栄養素を選択する目安となる。

3）主訴や臨床診査による評価・ミールラウンド　Clinical assessment

患児，障害児のベッドサイドにおいて，主訴，身体的特徴や症状の観察のほか，経口摂取ができている場合にはミールラウンドも大きな役割を果たす。ミールラウンドとは，食事時の徴候・症状の観察のことである。また，栄養素の不足は徴候・症状として表れたり（表2-4），逆に食事時の身体的な徴候・症状が適切な食事摂取の障害となる場合もある。自閉症や重篤なアレルギー，代謝障害などによる食事の偏りがある場合には，こういった徴候・症候をベッドサイドで確認するとともに，食事調査や臨床検査などのアセスメント方法もあわせて客観的に判断する。

いずれにしても，臨床診査は1回のベッドサイド訪問でできることはそう多くなく，何度か実施して気づくことも多い。また，患児や養育者との信頼関係を築くことで初めて得られる情報もある。そういった意味ではミールラウンドは非常によい機会となる。

①ミールラウンドによる食事時の徴候・症状の観察

管理栄養士による食事時のミールラウンドは，子どもや養育者，また食事介助などを担当する専門職などと「食事」について話をするよい機会であり，食事の話題を話しやすい環境ともなる。また，ミールラウンドによって食事提供上の課題を見つけることもでき，担当スタッフも食事に対する情報を管理栄養士に提供するよい機会となる。

ミールラウンドは食事摂取にかかわる問題を把握するという視点をもって取り組むことが重要である。ミールラウンドにおけるアセスメント・モニタリングシート（表2-5）を用いての継続的な記録は，食べる行為や機能に関する課題を把握し，栄養ケアプランの作成とその実施につなげていくほか，摂食機能の発達状況を把握する役割を果たすことができる。カンファレンスなどする際にチームによる多職種での観察・評価が望ましいが，食事時間に多人数で食事観察をすることは患児や障害児の食事摂取に対して緊張感を与えることになる可能性もあるため，各職種がそれぞれの視点から把握した課題について，このアセスメントシートを用いて情報を共有化し，多角的な視点での検討をすることができる。このようなチームでのカンファレンスは，課題解決に向けた焦点をより明確にした栄養ケアプランの作成につながる。

2．子どものための栄養ケア・マネジメントの実際

表2－4　栄養素の欠乏による徴候・症状

微量栄養素	欠乏のリスク要因	欠乏症の徴候・症候
ビタミンB₁	多量のアルコール摂取，高齢，成長，激しい運動	感覚と反射の障害，バランス欠如，人格変化，心筋症，筋肉痛，脱力感
ビタミンB₂	成長，吸収不良，バルビツール，抗生剤，がん	鼻・口・耳・大陰唇・陰嚢など周辺の痛みを伴った発赤，口と口唇に痛みを伴う亀裂，眼がゴロゴロする，無気力，うつ
ビタミンB₁₂	高齢，萎縮性胃炎，肝疾患，菜食主義，腸疾患	消化管粘膜萎縮・炎症，脱力・疲労感，巨赤芽球貧血，免疫低下，心因性精神病
ビタミンC	身体的ストレス，慢性疾患，高齢，成長	壊血病（異常出血歯茎の炎症・出欠，関節硬直）サンドペーパースキン，脱力
ナイアシン	吸収不良症候群，たんぱく質摂取不足	ペラグラ（日光にさらされる領域の皮膚の鱗片状硬化紅，斑舌の腫脹と痛み，口唇列消化液の分泌低下，情緒不安定）
ビオチン	抗けいれん薬	食欲不振，悪心，鱗片状紅斑（鼻と口の周り），脱毛，免疫力低下，うつ病，コレステロール・ビリルビンの上昇
ビタミンA	小児期（新生児）ストレス感染，コレステロール低下薬，バルビツール，緩下薬	結膜の乾燥，明暗順応の低下，搔痒感，嗅覚・味覚の低下，成長不良，易感染
ビタミンD	高齢，不十分な日光暴露，新生児	小児：成長と発達の遅れ，過敏性と情緒不安定，くる病，歯牙萌出の遅れ，易感染
ビタミンE	新生児・早産児セレン欠乏	赤血球膜抵抗性低下の溶血・貧血，神経細胞の退化，骨格筋・平滑筋の萎縮，生殖器の萎縮，不妊症
ビタミンK	肝疾患，抗生剤，脂肪吸収不全，新生児	出血傾向，持続的な血便，内出血，骨のリモデルリング・ミネラル化の低下
カルシウム	高齢，制酸剤，緩下薬，ステロイド，ビタミンD欠乏，脂肪吸収不全	骨のミネラル化不全，骨粗鬆症，筋痙攣
鉄	月経，小児，妊娠，摂取不足，萎縮性胃炎，制酸剤巣，ステロイド	貧血，易疲労，食欲不振，小児期の精神・身体発達の遅延，学習障害，口腔粘膜炎症 妊娠：早産・低出生体重児出産
亜鉛	成長，菜食，ダイエット多量のアルコール摂取，肝疾患，糖尿病，腎臓病	皮膚炎，脱毛，傷瘡治癒遅延，嗅覚・味覚の低下，性的発達の遅延，成長障害，うつ，学習障害
セレン	土壌のセレン不足，酸化ストレスの増大，炎症性腸疾患，HIV（AIDS）	抗酸化力の低下，心筋症，心不全，免疫力低下，小児期骨関節炎（カシンベック病）
ヨウ素	土壌のヨウ素不足，産業汚染（レゾルシノール，フタル酸）	胎児期：流産・死産・先天欠損 新生児：乳児死亡率の増加，精神発達障害 小児期：甲状腺腫，甲状腺機能低下

出典）ツインマーマン著，井川正治監訳：微量栄養素小事典，西村書店，2008 より抜粋作成

表2−5　ミールラウンドにおけるアセスメント・モニタリングシート（記載例）

	食事中に現れる諸症状	評価日		
		12/25 昼／夕	1/18 昼／夕	5/3 昼／夕
1	食事拒否がある（食事に興味がない）			
2	食べ物を認知することができない			
3	異食がある			
4	上半身が左右前後に傾くことなく座位姿勢保持ができない	○ ○		○
5	食具を使うことができない			
6	原始反射（吸啜など）が残っている			
7	舌突出がある	○		○
8	過開口がある			
9	よだれはおおい	○ ○		○
10	歯があり咀嚼ができない	○		
11	かじりとりができない			
12	丸飲みがある（噛んでいる）			
13	柔らかいものばかりで，固いものも食べない			
14	口腔内に食べ物残渣がある			
15	頻繁にむせたり，せきこんだりする	○ ○		○
16	食べ物を飲み込むのに時間がかかる	○		
17	食物の詰め込みがある			
18	口唇を閉じて食べ物を取り込むことができない	○ ○		○
19	口唇を閉じて嚥下をすることができない	○		
20	食べ物の押しつぶしができない	○		○
21	反芻がある			
22	偏食がある	○		
23	一品食べ（ばかり食べ）がある			
24	人（介助者）が違うと食べない		○	
25	場所が違うと食べない			
26	食事に集中できない			
27	盗食がある			
28	養育者の食に対する知識がない			
29	養育者の食知識が誤っている			
30	養育者の食に対して無関心である			
31	経済的に困窮状態にある			
	評価者名	FA	NK	NK

出典）支援が必要な子どもの栄養ケア・マネジメントを考える会作成（2015）

②排　泄

　下痢や便秘などは主観的な評価となりやすいため，客観的な便性の評価として一般的に使われているブリストルスケール（図2−5）[26]や排便回数などをできるだけ具体的に記

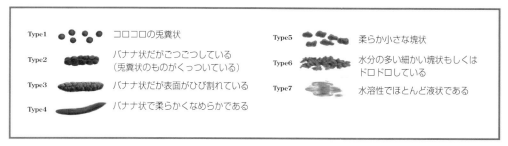

図2-5　ブリストルスケール

O'Donnell LTD. Virjee J. K Heaton KW.: Detection of pseudodiarrhoea by simple clinical assessment of intestinal transit rate. BMJ; 300: 439-40, 1990. をもとに藤谷訳

録することが求められる。便秘薬などの使用によって定期定な排便が得られている場合は，服薬の内容や処方量についても記録する。子ども，障害児の慢性便秘は，食事の内容よりもむしろ腸の運動機能障害が原因となっていることもあり，その状態が継続することで直腸の感覚鈍麻や硬便排出による痛みの経験などが便秘の状態を助長するといわれている[27]。重篤な機能性便秘は，硬便が直腸で便栓となり，食欲の低下や嘔吐などの症状をきたし，体重増加不良などの栄養状態の低下を招くリスクもある。

4）食事（栄養）摂取量評価　Dietary assessment

①摂取量評価

施設で提供している食事の摂取量を継時的に記録しておき，1〜2週間での平均摂取量からできれば主食・副食別に平均摂取量を算出し，摂取栄養量を概算する。標準的なPFC比の食事提供であれば，主食からエネルギー約50％，たんぱく質約30％，副食からエネルギー約50％，たんぱく質約70％摂取していると概算〔病院給食での1か月あたりの平均提供量から藤谷算出〕ができる。個々の必要量に応じて提供栄養量が異なっているのであれば，平均提供栄養量と平均摂取率の把握をすればよい。

この摂取量評価においてもミールラウンドが大きな役割を担っている。食事摂取が自立していない場合は，摂取量のむらなどが介助者等の影響がある場合もあるので，観察項目を明確にして食事摂取上の問題点を見つけ出すことが，栄養状態維持には重要である。

②必要栄養量の算出

摂取量の問題の把握は，的確な必要量との比較が必要であるが，子どもの必要エネルギーを的確に算出することはそれほど容易なことではない。これまでいくつかのエネルギー必要量の推定式[28,29]（表2-6）が提案されているが，疾患が限られ計算式も煩雑である。子どもの身体的な特徴や，活動量そして疾患や障害の状況を加味した推定必要量を算出し，それを基準に体重の変化などエネルギーの過不足を評価する指標を用いた継続的なモニタリングが，的確な必要エネルギー推定のためには非常に重要である。

第2章　子どものための栄養ケア・マネジメントの実際

表2－6　重症児の必要エネルギー推定式

推定式①　必要エネルギー＝（10×補正基礎代謝量＊（1＋生活活動指数＊＊）÷9
　＊補正基礎代謝量kcal＝補正基礎代謝基準値[§]×体表面積[§§]×24時間
　＊＊生活活動指数0.03～0.05（寝たきり）
　§補正基礎代謝基準値＝基礎代謝基準値×補正係数[§§§]
　§§体表面積＝$\sqrt{\text{身長cm×体重kg÷3600}}$
　§§§補正係数0.85（平均），1.00（アテトーゼ型），0.69（痙直型）

推定式②　必要エネルギー＝基礎代謝量＊×萎縮部分のエネルギー割合＊＊
　＊基礎代謝量kcal＝標準体重を用いる
　＊＊障害度Ⅱ（筋肉残存50％）0.91×1.4，障害度Ⅲ・Ⅳ（筋肉残存20％）0.856×1.3
　　障害度Ⅴ・Ⅵ（筋肉残存10％）0.838×1.2，障害度Ⅶ・Ⅷ（筋肉残存5％）0.829×1.2
　注1）成長期（1～16歳）成長分のエネルギー量付加
　注2）合併症によりストレス係数をかける
　注3）脳の機能低下の場合はエネルギーを下げる

表2－7　子どもの基礎代謝量推定式

┌国立健康・栄養研究所
　男　（0.0481×W＋0.0234×H－0.0138×A－0.4235）×1000/4.186
　女　（0.0481×W＋0.0234×H－0.0138×A－0.9708）×1000/4.186

┌FAO/WHO/UNUの式

	男	女
0～3歳	60.9×W－54	61.0×W－51
3～10歳	22.7×W＋495	22.5×W＋499
10～18歳	17.4×W＋651	22.5×W＋746

┌Schofieldの式

	男	女
0.167×W＋15.174×H－617.6		16.252×W＋10.232×H－413.5
19.59×W＋1.303×H＋414.9		16.969×W＋1.618×H＋371.2
16.25×W＋1.372×H＋515.5		8.365×W＋4.65×H＋200

表2－8　小児期（男児）の基礎代謝量算出比較

(kcal/日)

	1歳 (75 cm /9.3 kg)	2歳 (93.3 cm /11.6 kg)	5歳 (106.7 cm /17.7 kg)	10歳 (136.4 cm /33.2 kg)
国立健康・栄養研究所式	422	547	682	1010
WHOの式	512	652	897	1229
Schofieldの式	521	800	901	1242
日本人の基礎代謝基準値（2015)	567 (61.0/kg)	708 (61.0/kg)	970 (54.8/kg)	1242 (37.4/kg)
Harris Benedictの式	562	679	810	1137

a．真の必要エネルギー量

　障害のない子どもの必要エネルギー量は，**基礎代謝量×身体活動レベル＋成長に必要なエネルギー量**となる。必要エネルギーの約70％を占める基礎代謝量は，日本人の基礎代謝基準値や子どもを対象としたスコフィールド，WHOの算定式（表2－7）を用いて推定されている。Harris Benedictの式は一般的に成人用いられるが，表2－8に示すよう

2．子どものための栄養ケア・マネジメントの実際

表2−9　必要エネルギー量の簡易算出法

	日本人の食事摂取基準基礎代謝基準値（kg／日）	日本人の食事摂取基準kcal／日（男／女）	アメリカ食事摂取基準kcal／日（男／女）	簡易法による体重当たりの必要エネルギー量（kcal/kg）
乳児　0〜5か月	87	550/500	0〜6か月：570/520 7〜12か月：743/676	4 kg下 :120 kcal 4 kg上 :100 kcal
6〜8か月	77	650/600		
9〜11か月	77	700/650		
幼児　1〜2歳	83	950/900	1046/992	1〜5歳：約80 kcal
3〜5歳	79	1300/1250	3〜8歳：1742/1642	
6〜7歳	70	1550/1450		5〜8歳：約70 kcal
8〜9歳	66	1850/1700	9〜13歳：2279/2071	8〜10歳：約60 kcal
10〜11歳	63	2250/2100		

にその他の算出式による値と大きな差はないので，子どもの基礎代謝量を概算することも可能である。重要なことは，いつも決まった算出式を用いることであり，施設の中で算定式を決めておくことも必要である。

　なんらかの身体的な障害がある場合は，まず障害がないことの想定上で，一日当たりに必要なエネルギー量を算出（表2−9）し，疾病をもつ成人の必要エネルギーを算出する際にストレス係数を乗じるように，成長を加味し疾病やストレス，活動係数を総じた係数（**子ども係数**とする）を設定して乗じて算出するとよい。この「子ども係数」は疾患別や年齢別に定数として報告されたものは少なく，年齢によっても障害の程度やその障害が発生した時期などによってもこの係数は異なっている。また，特に脳，肝臓，腎臓などは消費するエネルギーが基礎代謝量の中でも大きな割合を占める（図2−6）[30]，（表2−10）[31]ため，障害の状況によっては消費エネルギー低下の可能性がある。その一方，臓器障害による炎症や発熱などがあると消費エネルギーの亢進が起こる。このように障害の状況によっては消費エネルギーの低下と亢進が同時に起こり，必要エネルギーの算定を難しくする。

　できるだけ発熱などなく安定した状態の時の摂取エネルギー量を1〜4週間程度観察し，その平均量を真の必要エネルギー量（B）として，その時の身長・体重・年齢から求めた必要エネルギー量（A）で除して平常の「子ども係数（S）」を求めておく。このような，「子ども係数」を用いることで図2−7に示すような方法は簡便であり，徴候・症状が安定し成長が標準的であれば可能である。

b．たんぱく質

　たんぱく質の目標摂取量は，年齢，障害によって異なる。たんぱく質の消化は生後16週間位から始まるが胃酸の分泌は十分でなく，早産児，満期産児ともにたんぱく質消化機能力は生後数週間は非常に低く，2歳頃になると成人に近づいてくる[32]。一方母乳に含まれ

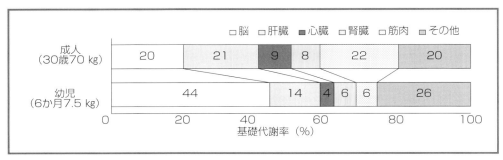

図2-6　成人と小児の予測されるエネルギー消費の割合

出典）細谷憲政監修：ヒューマンニュートリション　基礎・食事・臨床，組織おける燃料，医歯薬出版，p.41，2004．

表2-10　男性の体重に占める臓器の割合

年　齢	脳	肝臓	腎臓	心臓	脳＋肝＋腎＋心	筋　肉
出生時	12.2	4.53	0.82	0.68	18.2	21.3
1～5歳	8.3	3.45	0.54	0.56	12.9	──
6～10歳	6.7	3.05	0.54	0.60	10.9	──
11～15歳	3.7	2.63	0.45	0.51	7.3	36.2
16～20歳	2.6	2.55	0.46	0.54	6.2	──
30～40歳	2.2	2.48	0.46	0.54	5.7	41.8
60～70歳	2.7	2.14	0.41	0.63	5.9	33.9

出典）Elia M.: Tissue distribution and energetics in weight loss and undernutrition. Kinney J M. Tucker HN. Physiology, stress and malnutrition Lippincott-Raven, New York, pp.383-348, 1997.

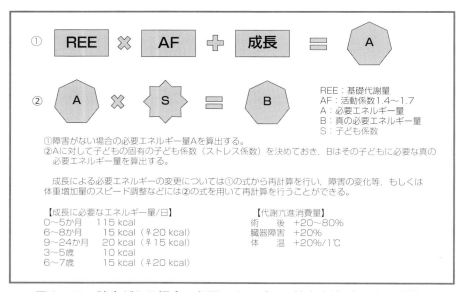

図2-7　障害がある場合の必要エネルギーの算定方法（子ども係数）

るたんぱく質はその60〜70％がホエイであり，30〜40％がカゼインである[33]。ホエイたんぱく質は非常に早く消化されるが，カゼインはホエイに比べて消化がゆっくりであり，アミノ酸への分解や血中への放出もゆっくりされることになる。また，一般的に人工乳は母乳よりもたんぱく質の含有量が高いが，これは母乳に比べて人工乳に含まれるたんぱく質の方が消化されにくいためである。

乳児期のたんぱく質の消化吸収能力は成人に比べて低く，生後1か月は乳中の約10％程度のたんぱく質が便として排泄され，生後4か月でその割合は3％にまで減少する[34]。

尿素サイクルは窒素排泄の主たる機序である。アミノ酸の最終産物であるアルギニンは肝臓で尿素とオルニチンまで加水分解され，尿素は腎臓から排泄される。しかし，乳児期は十分なアミノ酸が成長には必要とされると考えられており，尿素にまで分解されるアミノ酸が少なく，そのためBUNも低い[35]。小児期はたんぱく質やアミノ酸の代謝に対する腎臓の役割は高くない。これは，摂取したたんぱく質の90％は新しい組織に組み込まれるため，肝臓での尿素サイクルや腎臓での排泄が果たす役割が大きくない。腎臓は妊娠5週間から発生し32〜34週に完全な組織が出来上がる。妊娠10週で尿の生成が始まり，妊娠20週になると尿は羊水の約90％を占めることになる。腎機能を示すクレアチニンクリアランスは，生後2週間で出生時の2倍となり，2歳で成人とほぼ同じ機能となる。

こういった乳児のたんぱく質の消化・吸収，代謝にかかわる機能とともに，たんぱく質は乳児期の成長にとっても非常に重要な栄養素となる。母乳摂取している乳児では，その1日の摂取たんぱく質の55％が成長に使われているが，この割合は年齢とともに減少し，4歳になるとその割合は10％になる[36]。乳幼児のたんぱく質必要量としては，窒素バランスの評価と，要因加点法の一つである尿，便，皮膚から失われる窒素と，筋肉の増加に必要な総窒素量を推定する2つの方法が検討され表2－11に示す値が推奨されている。低出生体重児では3〜4g/kg/日の摂取がその後の成長や神経発達に有用であった[37]ということから推奨されることが多い（表2－12）。また，早産児や疾病に罹患している子どもにとっては，エネルギー摂取量よりもたんぱく質の充足が，成長や栄養状態維持には重要である可能性があり[38]，重症患児や発熱などがある場合は通常よりも20〜50％たんぱく質必要量が増加するともいわれている[38]。たんぱく質については，腎機能を見ながらではあるが年齢・疾患状況に合わせた投与・摂取量の検討が重要である。

c．その他の栄養素

カルニチン（セレン，ヨード）：カルニチンはアミノ酸の一種で，長鎖脂肪酸をミトコンドリア内に取り込み酸化によってエネルギー化する働きを持っている。カルニチンのほとんどは骨格筋内にあり食事からも供給されるほか，体内においてもリジンやメチオニンからも生合成されるため，健康な子ども・成人では不足することはない。食事摂取量の不足や菜食主義者，てんかん治療などのためにバルプロ酸（valproic-acid:VPA）投与を受けている場合などは低カルニチン血症が起こり，心機能低下，非ケトン性低血糖，意識障害等

第2章　子どものための栄養ケア・マネジメントの実際

表2－11　たんぱく質の必要量

	日　本*		アメリカ**	
	男 g/日（g/kg/日）	女 g/日（g/kg/日）	男 g/kg/日	女 g/kg/日
1～2歳	16.1（1.4）	15.6（1.4）		
3～5歳	22.3（1.4）	21.8（1.4）	1～3歳　1.1	
6～7歳	30.1（1.4）	29.3（1.3）	4～8歳　0.95	
8～9歳	37.5（1.3）	36.7（1.3）		
10～11歳	45.3（1.3）	47.0（1.3）	9～13歳　0.95	
12～14歳	57.3（1.2）	53.6（1.1）	14～18歳　0.85	

* 日本人の食事摂取基準（2015年版）たんぱく質推奨量を用いて計算
**Dietary Reference intake National Academy of Science（1997）

の症状が出現する。重症心身障害児・者は筋肉量の低下やVPAの長期内服，経腸栄養剤の使用などが理由で低カルニチン血症が起こりやすいといわれている[39,40]。エンシュア・リキッド®，エレンタール®，ラコール®，牛乳アレルゲン除去ミルク・乳糖除去ミルク・MCTミルク・ケトンフォーミュラ・先天性代謝異常症用ミルクなどにはカルニチンが含まれていないために不足となる可能性が高

表2－12　乳児期のたんぱく質必要量

	たんぱく質量 （g/kg/日）
低出生体重児 （1500 g以下）	3～4
早産児	2.5～3.0
新生児	2.0～2.5
乳　児	1.5～2.0

い[42]。セレンやヨードの不足も食事が十分摂取できている場合はほとんど起こることはないが，同様の理由で不足する可能性があるため，摂取量の確認が推奨される。

　鉄・亜鉛：重症心身障害児・者は貧血が比較的多くみられる。鉄のほか，亜鉛やビタミンB12,銅の摂取不足などの可能性がある。経腸栄養剤の多くは1800～2000 kcal摂取時に一日必要量を充足できるように設計されていることが多く，補給量が少ない場合は含有されていても不足するリスクを念頭に置いて栄養評価をする必要がある。

③食事形状

　咀嚼・嚥下機能によって食事の形状調整が必要となる。日本摂食嚥下リハビリテーション学会はこれまで高齢者を中心とした嚥下食ピラミッドを作成し，各施設でバラつきが生じやすい食事形状について標準化を図ってきた。生理的機能低下の一つとして嚥下機能が徐々に低下する高齢者や，脳血管障害の後遺症の嚥下機能障害の嚥下食ピラミッドは作成されており，嚥下機能が獲得途上にある子どもに対しては2018年に発達期摂食嚥下障害児（者）のための嚥下調整食分類を発表[42]している。主食・副食別の分類表や厚生労働省で発表している授乳・離乳食支援ガイド（平成19年3月）を踏まえた関連図などを提示している。今後こういった指標に基づいて，各施設での食事形状の再考がなされる可能性も高

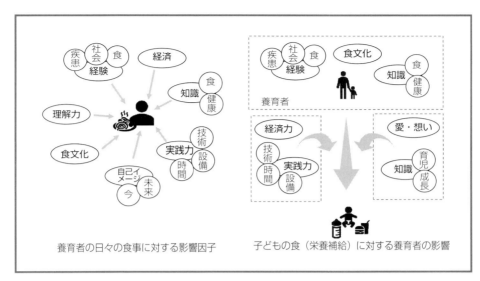

図2-8　食行動に与える影響

出典）藤谷朝実：小児に対する栄養指導概論．小児科．2017．

い。

5）養育者や生活環境評価　Environmental assessment

　子どもの生活は，養育者に依存しており，なんらかの障害がある場合はさらにその依存度は高くなる。日常的な食行動も図2-8に示すように様々な要因[43]が関係しており，子どもは養育者の知識，経済力，実践力，児に対する想い・愛情などが影響し，より子どもの食事に取り巻く状況は複雑化[44]する。ミールラウンドによって得られる情報も多いが，子どもを取り巻く専門職がそれぞれ得られた情報を共有することで，子どもの生活環境が明らかになることも多い。カルテなどにこのような情報を記載し，情報の共有化と蓄積によって，子どもの生活全般を把握し家族の想いも考慮に入れた実践可能な栄養ケアの計画作成と実施ができる。

6）身体機能評価，発達評価　Functional assessment

　平成27年度の乳幼児栄養調査の結果[44]では生後6か月で45％が離乳食を開始しており，平成17年度の調査時より開始ピークが1か月遅くなっている。また開始時期同様に離乳食の完了時期も遅れ1歳6か月で70％の子どもが離乳食を終了しているとの報告がある。ただし，個人差を考慮にいれる。生後1年経過しても，全く離乳食が進んでいない，食べ物に興味を示さないなど，経口での食事摂取が順調に進んでいない場合などは，口腔内過敏等も視野に入れて専門職による評価が必要である。

　また，出生後すぐの胃容量は20 mLと非常に小さく[45]，生後1か月経過すると80～150 mL，1歳では450～500 mL程度と大きくなり，消化酵素の分泌も成人に近くなる。2歳頃にはほぼ成人と同じような食品を摂取でき，一回の食事量も成人の30～50％程度とな

第2章　子どものための栄養ケア・マネジメントの実際

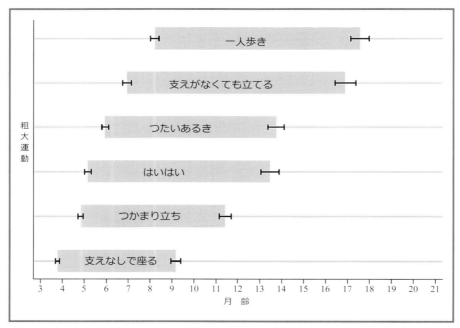

図2-9　6つの粗大運動が達成する時期

出典）WHO Multicentre Growth Reference Study Group: WHO Motor Development Study: Windows of achievement for six gross motor development milestones. Acta Paediatrica Supplement 450: 86-95, 2006. を改変

り，消化吸収能という点ではほぼ成人と同じような食事内容の摂取が可能となる。出生時は成人の20％程度であったGFR（糸球体濾過率）も生後2週間で40％，2か月で50％，1〜2歳でほぼ成人レベルに達するといわれており，これらはネフロンの数，サイズの増大によるものと考えられている[46]。

新生児の時は350〜400 gであった脳は，3歳は成人の80％である約1000 gに，6歳では約1200 gと成人の90％程度まで大きくなる[47, 48]。出生時は心臓や肺などの生命維持にかかわる神経細胞だけに形成されていたシナプスも誕生後は増加し，その結びつきも強くなってくる。このような乳幼児の脳の発達は，頭囲の継時計測で評価するが，そのほか粗大運動の発達（図2-9）[49]や，認知，言語，情緒，社会性などの精神面の発達として評価することができるようになる。

(3) 栄養ケア計画（栄養ケア・プラン）の立案・実施
1）栄養補給

栄養補給ルートは，「If the gut works, use it」（腸が使えるときは腸を使え）を基本とするが，子どもの状況によって，静脈栄養や経腸栄養も経口栄養補給と併用されることも少なくない。まずは，**①エネルギーとたんぱく質の必要量を充足できること**，**②食事内容や身体状況によって過不足が起こるリスクのある栄養素を調整すること**，**③過不足ない水分補給**，**④便の形状や回数等加味した食物繊維等の補給**など，個々人の評価による栄養補給量

の設計が非常に重要となる。

　ブレンダー（ミキサー）を用いた食事（経営栄養）は加熱した食品であることと，ブレンダーする際に水分を加えることが必要である。これらの調理過程は，栄養当量が低下しやすく，微量栄養素も不足しやすいという欠点があるが，様々な食品を組み合わせることで栄養素の相加相乗効果などにより便性や皮膚の改善がみられた等の報告も学会等でよく聞かれる。また，家族と同じものを摂取するといった家族の満足感や自己効力感への寄与などの効果も期待できる。

　代謝障害やてんかんなどの食事は，栄養補給と疾患管理の２つの目的をもつ治療食としての役割を担っている。このような疾患に対しては，「代謝できない」もしくは「しにくい」栄養素や成分を制限すると同時に，成長・発達に必要なエネルギーを供給するために使用可能なエネルギー基質を考えた栄養補給が必要となる。脂質エネルギー比を高くしたケトン食は難治性のてんかんやGLUT-1欠損症などに対して有用性が高く，順調な成長・発達とともに疾患管理としても重要な食事である。管理栄養士として，食事の目的と継続可能な献立の提示など患者や家族のニーズをおさえた栄養ケアが求められる。

　先天性代謝障害のある子どもの中には，エネルギー量の充足と栄養バランス是正のために，乳児期以降も治療乳を必要とする場合がある。また，小児期は希少疾患も多く，エネルギー基質の選択や栄養量の充足のためには，主治医の治療方針を十分理解し，必要に応じてMCTやスキムミルク，デキストリンなどを添加するほか，サプリメントの使用なども考慮に入れた適切かつ確実な栄養補給を考えることが非常に重要である。しかし，一度で補給量が確定することは少なく，定期的な評価の繰り返しによってはじめて個々人の適正量が推測可能となることの方が多い。

２）栄養教育

　子どもの栄養補給は養育者に依存しており，養育者が子どもの栄養補給の目的を十分に理解し，その方法を獲得するために栄養教育は重要な役割を担っている。養育者は障害があるということに対して同情的な意識を持ちやすく，時として栄養補給の目的を見失いがちである。管理栄養士は，客観的かつ多角的な評価による栄養補給の目的を明確に示し，養育者の理解力や実行力に合わせた指導が求められる。障害のある子どもをもつ養育者は食事だけでなくそのほかの養育にも健常児よりも時間や手が取られること，そしてそれは毎日休みなく継続しなければならないことも十分理解し養育者を非難することなく，ともに考えることが基本的姿勢となる。

　具体的には，必要に応じて一括調乳の方法やミキサーの使い方，食品や食材の購入方法，切り方，煮方も含めた調理方法，市販食品や加工食品を使った食事の調整など養育者の必要に応じた具体的な方法まで指導教育することが求められる。

　また，施設など子どもの養育にかかわるスタッフに対しても，子どもの機能にあわせた食事が成長・発達には重要であることを理解してもらえるように論理的かつ根拠をもった

第 2 章　子どものための栄養ケア・マネジメントの実際

説明を行うことが必要である。

3）多職種連携

　子どもの栄養ケア・マネジメントには，管理栄養士以外の専門職である，主治医，看護師，薬剤師をはじめとして保育士，教員，社会福祉士，CLS（Child Life Specialist），臨床心理士などの連携が必要である。管理栄養士はこういったスタッフと子どもの情報を共有化するとともに調理室スタッフとの連携も重要である。調理室スタッフに対しては，管理栄養士が食事調整にかかわる必要性についても十分な説明を行い，食品の状況にあわせた調整が適切に実施できるように理解してもらうことも栄養ケア・マネジメントには欠かせない。

　これらの栄養評価に基づいた栄養ケア計画（栄養ケア・プラン）は記録し，ほかのスタッフとも共有できるようなシステムが非常に重要である。ミールラウンドによるアセスメントを導入した「支援が必要な子どものためのアセスメント・モニタリングならびに栄養ケア計画書」の試案を提示しているので参考にされたい（p.156）。

（4）モニタリング

　モニタリングのタイミングは，栄養評価指標によって異なる。経口摂取できている場合，定期的なミールラウンドは栄養状態の把握に対する有用性が高く，どのように食事を摂取しているかは，体重や生化学検査に影響を与える。ミールラウンドは少なくとも1回/月に実施し継続的な記録をすることが推奨される。身長・体重は年齢や疾病，成長，発達状況によっても異なるが，3歳以下であれば1回/6か月，3歳以上であれば1回/年で定期的なモニタリングを行う。

（5）評価〔プロセス評価，結果評価〕

　障害児・者に対する栄養ケア・マネジメントの評価としては，個々人の QOL の維持向上や順調な成長等のほかに，組織の中で栄養ケア・マネジメントができるというプロセス評価，そして組織全体として低栄養などが要因となる感染症発症率や入院率などの低下，発熱回数の減少，残食率の低下，経口摂取率の増加などの結果評価が求められる。

参考文献

1）厚生労働省政策統括官：死因別乳児死亡者数割合（平成27年度）．平成29年度我が国の人口動態．http://www.mhlw.go.jp/toukei/list/dl/81-1a2.pdf（2018年3月15日アクセス）

2）Black RE. et al.：Maternal and child undernutrition and overweight in low-income and middle-income countries. Lancet. 382: pp.427-51, 2013.

3）Baker JP. Detsky AS. et al.：Nutritional assessment. A comparison of clinical judgement and objective measurements. N Engl J Med. 306: pp.969-972, 1982.

4）Detsky AS. Baker JP. et al.：Evaluating the accuracy of nutritional assessment techniques applied to hospitalized patients：methodology and comparisons. JPEN. 8: pp.153-159, 1984.

5）http://www.mna-elderly.com/forms/mini/mna_mini_japanese.pdf（2018年3月10日アクセス）

6）http://www.mhlw.go.jp/houdou/0110/h1024-4.html（2018年1月3日アクセス）

7）https://www.e-stat.go.jp/stat-search/files?page=1&layout=datalist&tstat=000001011648&cycle=0&tclass1=000001022251&tclass2=000001022252&second2=1（2018年1月3日アクセス）

8）http://www.who.int/childgrowth/standards（2018年1月3日アクセス）

9）https://www.cdc.gov/growthcharts/cdc_charts.htm（2018年1月3日アクセス）

10）Zemel BS. Pipan M. Stallings VA. Hall W. Schgadt K. Freedman DS. Thorpe P. : Growth Charts for Children with Down Syndrome in the U.S. Pediatrics 136, 2015.

11）http://www.fgs.or.jp/business/growth_hormone/treatment_decision/growth_curve.html（2018年1月3日アクセス）

12）http://www.who.int/childgrowth/standards/（2018年1月3日アクセス）

13）Waterlow JC. : Classification and Definition of Protein-Calorie Malnutrition. BMJ, pp.566-569, 1972.

14）Friis Hansen B. : Body water compartments in children : changes during growth and related changes in body composition.Pediatrics 28 : pp.169-181, 1961.

15）高谷隆三他：Dual energy X-ray absorptiometry による小児の体脂肪率．肥満研究8（1）：pp.51-54，2002.

16）小児基準値研究班編：日本人小児の臨床検査基準値，日本公衆衛生協会，pp.103-106, 1996.

17）小児臨床検査ガイド，文光堂，2004.

18）瀧正史：小児臨床検査検査指針．尿中クレアチニン，クレアチニンクリアランス．小児科診療59（増刊号）：p.551，1996.

19）Skude G. : Sources of serum isoamylases and their normal range of variation with age. Scand J Gastroent 10 : pp.577-584, 1975.

20）Colombo C. et al. : Serum levels of immunoreative trypsin during development: Comparison with levels of lipase and amylase. JPGN 9, pp.194-199, 1989.

21）清水俊明他：リパーゼ，トリプシンおよびエラスターゼ1値の小児における正常範囲の検討．小児科32（5）：pp.517-520，1991.

22）Bueva A. Guignard JP. : Renal function in preterm neonates. Pediatr.Res. 36（5）：pp.572-577, 1994.

23）細谷憲政監修：ヒューマン・ニュートリション基礎・食事・臨床．栄養の科学，医歯薬出版，2004.

24）長尾大：小児の貧血．診断と治療の実際．日本内科学学会誌　88（6）：pp.96-102, 1999.

25）細谷憲政監修：ヒューマン・ニュートリション基礎・食事・臨床．栄養の科学，p.187，医歯薬出版，2004.

26）O'Donnell LTD. Virjee J. Heaton KW. : Detection of pseudcdiarrhoea by simple clinical assessment of intestinal transit rate. Br Med J. ；300：pp.439-440, 1990.

27）日本小児栄養消化器肝臓学会，日本小児消化管機能研究会編：便秘の病態生理；小児慢性機能性便秘症診療ガイドライン．p.24,診断と治療社，2013.

28）樋口和郎，竹下生子：重症児のエネルギー消費量．重症心身障害児の栄養管理マニュアル，pp.38-41,日本小児医事出版社，1996.

29）小長谷正明：筋ジストロフィーの食育レシピ：厚生労働省精神・神経疾患研究委託筋ジストロフィーの療養と自立支援システム構築に関する研究（主任　神野進）;pp.5-8, 2007.

30）細谷憲政監修：ヒューマン・ニュートリション基礎・食事・臨床．組織おける燃料，p. 41, 医歯薬出版，2004.

31）Elia M. : Tissue distribution and energetics in weight loss and undernutrition, Kinney J M. Tucker HN. Physiology, stress and malnutrition Lippincott-Raven, pp.383-348. 1997.

32）Helms, RA. Herrera OR. Kerner JA. : Protein Digestion, Absorption, and Metabolism. The

A.S.P.E.N Pediatric Nutrition Support Core Curriculum. 2nd edition. pp.42-43, 2015.

33）Helms RA., Herrera OR., Kerner JA. : Protein Digestion, Absorption, and Metabolism. The A.S.P.E.N Pediatric Nutrition Support Core Curriculum. 2nd edition. p.45, 2015.

34）Lonnerdal B. : Digestibility and absorption of protein in infants. Protein Metabolism During Infancy. Raven Press; pp.53-65, 1994.

35）Raiha NCR. Kekomaki MP. : Studies on the development of ornithine-keto acid amino transferase activity in rat liver. Biochem J. 108: pp.521-524, 1968.

36）American Academy of Pediatrics, Committee on Nutrition. Protein. Nutrition Handbook. 6th ed. Elk Grove Village, IL: American Academy of Pediatrics: pp.325-341, 2009.

37）Poindexter BB. Langer JC. et al. : Early provision of parenteral amino acids in extremely low birth weight infants: relation to growth and neurodevelopmental outcome. J Pediatr. : 148: pp.300-305, 2006.

38）Helms RA., R.Herrera OR. Kerner JA: Protein Digestion, Absorption, and Metabolism. The A.S.P.E.N Pediatric Nutrition Support Core Curriculum. 2nd edition. pp.50-51, 2015.

39）竹田洋子，佐藤比奈子，金一他：重症心身障害児の血中カルニチン値と栄養摂取量，日児誌117（2）: p.517，2013.

40）常石秀市，田口和裕，八木隆三郎：カルニチン無添加経管栄養剤の長期使用による重症心身障害児・者のカルニチン欠乏に対するカルニチン補充と維持方法の検討，脳と発達47（6）: pp.421-6, 2015.

41）児玉浩子：経腸栄養剤・治療用ミルク使用で注意すべき栄養素欠乏，脳と発達46（1）: pp.5-9, 2014.

42）https://www.jsdr.or.jp/wp-content/uploads/file/doc/formuladiet_immaturestage2018.pdf（2018年2月13日アクセス）

43）藤谷朝実：小児に対する栄養指導概論，小児科58（12），2017.

44）http://www.mhlw.go.jp/file/06-Seisakujouhou-11900000-Koyoukintoujidoukateikyoku/0000134460.pdf （2018年3月15日アクセス）

45）Bergman NJ. : Neonatal stomach volume and physiology suggest feeding at 1-h intervals. ACTA Pediatrica, 2013.

46）森本哲司：腎機能の生後発達，日児腎誌26（1）: pp.70-75，2013.

47）Dobbing J. Sands J. : Quantitative growth and development of human brain. Arch Dis Child 48: pp.752-767, 1973.

48）日本法医学会課題調査委員会：現代人の臓器計測値，日本法医学学会誌46: pp.225-235, 1989.

49）WHO Multicentre Growth Reference Study Group: WHO Motor Development Study: Windows of achievement for six gross motor development milestones. Acta Paediatrica Supplement 450: pp.86-95, 2006.

第3章 事例紹介
特別な支援を必要とする子どもの口から食べる楽しみの充実のために

事例1 幼児期の偏食・小食への保護者に対する栄養教育

気管支喘息を持った幼児の偏食・小食への保護者に対する栄養教育支援

高橋　嘉名芽[*]

偏食・小食の問題点

　幼児の偏食や小食の問題は，多くの保護者にとって育児中の悩みとなる。1歳以上就学前の子どもの保護者の4割は子どもの偏食・小食・食べ過ぎなどに悩んでおり，食事の心配事がある保護者ほど，育児に自信が持てなかったり，子育てに困難を感じたりすることが多い。子どもの偏食や小食が長期間続くと，成長に必要な栄養素の摂取不足となり，栄養障害や成長障害が生じる原因となる。

1 背　景

　気管支喘息による発熱で入院した，2歳1か月の女児。

経　緯

　小児科入院患者女児は気管支炎による発熱で入院，入院2日後に解熱したが，入院中の食事の摂食量が増えず，育児用ミルクの哺乳量も多い。病棟より入院2日目に食事調査，栄養相談の依頼となった。

＊愛育病院

第3章　事例紹介

② 栄養アセスメント

<u>主訴（Subject）</u>

母親より，離乳食から幼児食へ食事の大きさや固さなども変えているが，なかなか食べてくれないとのこと。

<u>客観的情報（Objective Data）</u>

①身 体 状 況　身長 83 cm（−0.7SD），体重 10.5 kg（−0.6SD），カウプ指数 15.2（標準）％標準 BMI 98.1%

②身体的特徴　特になし。

③成長・発達　特に問題はなし。

④栄 養 補 給

必要栄養量

エネルギー	900 kcal/日（日本人の食事摂取基準2015年版　2歳女児）
たんぱく質	20 g/日（日本人の食事摂取基準2015年版　2歳女児）

栄養補給量

エネルギー	640 kcal/日（食事240 kcal，育児用ミルク400 kcal）
たんぱく質	14 g/日（食事5 g，育児用ミルク9 g）

栄養補給内容

ルート	経口
内　容	・1歳半〜2歳食 → 摂取率25% ・幼児用ミルク 200 mL × 4本 → 摂取量 600 mL/日

⑤環　　　境

　家族環境は，両親と兄4歳の4人家族。父親は会社員で残業が多く，帰宅時間は遅い。母親も平日は9時〜15時まで就業している。父親は家事・育児は妻（母親）の役割と思っており，母親に協力的ではない。父親の両親はすでに他界。母親の両親は健在だが，遠方に住み，盆暮れに帰省する。母親は，成長期の子どもにとって栄養・食生活が重要であることを認識しており，「離乳食をバランスよく食べて，健やかに成長する子どもになってほしい」「喫食量が増えて欲しい」との強い希望を持っている。

⑥食事摂取状況

〈児の様子〉

　食事の摂取量が少なく，育児用のミルクで補っている。ミルクは，食事の直前に飲むことがある。好きな食品，料理，味付け，形状のこだわりがある。また，一度食しても次に食すとは限らず，見た目で嫌であると判断すると口もあけない。食品は，たらこ等の塩分の多い食品，野菜はやわらかい料理を好んで食べている。丸飲み傾向が

あり，気に入った食事は積極的にスプーンや手づかみ食べをしようとする。また，周囲に絵本やおもちゃがあると食事に集中できない。

〈母親の気持ち〉

　成長期の子どもにとって，栄養・食事は大切であると思っている。離乳食の進みが兄と違い，食事量も少なく心配している。母親として，料理に自信がなく，料理教室に通っても食べてくれないことに途方に暮れており，献立に頭を悩ませている。

課　題

・児の成長に必要である十分な栄養量が食事から摂取できない。

・偏食がある。

・食事形態が咀嚼能力と合致していない。

・口腔内の感覚が鋭く，野菜の大きさ，食感，味の違いに敏感。

・食事に集中できない。

３ 栄養診断・栄養ケア計画

（1）栄養診断

　P：年齢相当の食事としての摂取量が不足している

　E：偏食があり，食事の形態が咀嚼の機能とあっていない

　S：必要栄養量 900 kcal/日の45％をミルクから摂取している

（2）栄養ケア計画

【目　標】

①年齢にこだわらず，食事形態を児の咀嚼力にあわせた形態に調整する

②食事の準備ができるようパンフレットやレシピを紹介し，適正な食事形態や調理方法を理解する

③食事や育児に自信をもって向かえるよう母親を励ます

【計　画】

①咀嚼機能に合わせた食形態の調整

②母親への調理指導，ならびに適正な食事に対する教育

③母親の悩みを共有し，母親の気持ちに沿った対応をする

４ 栄養ケアの実施・経過観察

①咀嚼機能に合わせた食形態の調整

・幼児食の大きさから少し小さくした離乳完了期の大きさにし，手づかみ食べなど自分で食べやすい料理も取り入れる。

第3章　事例紹介

・ミルク200 mL × 4 本（1日分）を用意し，食事がとれない時に補う。

（食事があまり食べられなかった時，食後や昼食，夕食の介助は，母親，または父親である。）

②**母親への調理指導ならびに適正な食事に対する教育**

・離乳食から幼児食の食事の説明をパンフレット，料理カードを使用し行う。

・食事時間に摂食状況を管理栄養士と一緒に確認する。

・簡単料理の工夫を管理栄養士が教える。

・ベットの周囲にあるおもちゃや絵本は片付けて，食事に集中できる環境にする。

③**母親の悩みを共有し，母親の気持ちに沿った対応をする**

・「このレシピ集は同じ子育ての母親から集めたものなので，お母さんにも簡単に作れますよ」と母親を励ます。

・母親は病院で知り合ったママ友と交流するようになり，みんな悩み工夫しながら食事作りをしていることを知り，気持ちが楽になったと言う。

・いつでも質問に答えることができるということを伝え，積極的に母親の不安な気持ちや疑問点に答えるようにすることで，管理栄養士とのよい関係性をつくった。

❺ 栄養ケアの結果評価

①食事摂取量が増え全体量の 1 / 4 から 2 / 3 に増え，エネルギー630 kcal/日，たんぱく質20 g/日が摂取できるようになり，育児用ミルクの摂取量が入院時の半分の300 mL/日になった。

②食事摂取と育児用ミルクを合わせると，概ね必要栄養量を充足できるようになった。

③年齢相当の食事摂取について理解し，年齢，咀嚼・嚥下力に合致した献立が立てられるようになった。

現在の状況

　自宅でも育児用ミルクの摂取が半分に減り，その分の食事の摂取量が増加した。また，女児は手づかみ食べで自分の意欲を満足できるようになった。母親は女児の兄の協力のもと，食卓の周りのおもちゃや絵本を片付け，食事に集中できる環境を整えられるようになり，買い物に一緒に行ったときには兄と一緒に食材の名前を自分から言うようになり，食に対する興味・関心が少しずつではあるが出てきていた。母親は献立の理解に基づき調理の工夫ができるよううになり，実家に帰省した際に母親からの料理を教えてもらった。実家から戻り，母親特製の料理カードを見ながら子どもに料理を作ったら「おいしい」とたくさん食べてくれたので料理に自信が持てるようになった。また，自分で読みやすい離乳食や幼児食の書籍を購入し，子どもに作ってあげたいと思うようになった。

施設概要

社会福祉法人恩賜財団母子愛育会総合母子保健センター愛育病院は，母と子の幸せと健やかな子どもの成育のため，質の高い医療を提供し，安全で快適な妊娠・出産・育児を支援していくとの理念のもと，診療科目は産婦人科，小児科，小児外科，新生児科，女性内科・内科，女性外科・乳腺外科，麻酔科，放射線科，小児精神保健科，病床160床を有した病院として，医師，看護師，助産師，管理栄養士，理学療法士，臨床心理士などともに，母と子にやさしい継続医療を実施している。

事例2　摂食機能を考慮した発達支援　（脳性麻痺）

脳性麻痺による，筋緊張の亢進やむせ込みから嘔吐が誘発されやすいことが原因となり，体重増加不良がみられた障害児に対する支援

竹川　佳代*

疾患概要

　脳性麻痺（cerebral palsy: CP）とは，1968年の厚生省脳性麻痺研究班が発表した定義では，「受胎から新生児期（生後4週間以内）までの間に生じた脳の非進行性病変に基づく，永続的な，しかし変化しうる運動および姿勢の異常である。その症状は満2歳までに発現する。進行性疾患や一過性運動障害または将来正常化するであろうと思われる運動発達遅延は除外する」とされている。

　麻痺の分布による分類には，四肢麻痺，両麻痺，対麻痺，片麻痺などがあり，性状による分類には，痙直型，不随意運動型，失調型などがある。よくみられる合併症として，てんかん，呼吸障害，筋緊張異常，言語障害，知的障害，摂食嚥下障害，消化管通過障害，不随意運動，側弯などがあげられる。

1 背　景

　出生時の頭部外傷に起因する脳性麻痺の6歳男児で，痙性四肢麻痺，症候性てんかんも見られる。

経　緯

2歳11か月　摂食訓練の開始（1回／週）

　1週間に1回，数口程度の摂取の練習を開始。摂取状況の確認を行いながら，ソフト，ペースト，ゼリー食等の食形態を用いた訓練を理学療法士（PT），作業療法士（OT）が中心となって実施。

3歳2か月　摂食訓練の継続（1回／日　昼食時）

　1日1回，昼食時に体調を観察しながら摂食訓練を継続。

4歳9か月　摂食訓練の中止

　筋緊張亢進による嘔吐が継続し，経口摂取中止となる。

6歳0か月　経口摂取可否に対する再評価

---

*済生会横浜市東部病院重症心身障害児（者）施設サルビア

経口摂取中止して1年3か月経過。経口摂取中止しても筋緊張が強い時は唾液嚥下によるむせ込みがみられており，経口摂取タイミングを含めた訓練開始を再検討。

② 栄養アセスメント

主訴（Subject）

経口摂取中止後1年3か月経過し，摂食訓練の可否について再評価したい。

客観的情報（Objective Data）

①**身 体 状 況**　身長108 cm（−1.1SD），体重14.2 kg（−1.8SD），％標準BMI 77.2%

②**身体的特徴**　両下肢の随意運動はみられないが，支えがあれば座位可。

　　　　　　　　筋緊張の亢進時は唾液嚥下時のむせ込みから嘔吐が誘発されやすい。嘔吐後は呼吸状態が悪化しやすい。

③**成長・発達**　発語はみられないが視線や表情でのやりとりが可能であり，精神遅滞はみられるものの，人とのかかわりを好み，看護師・介護福祉士など施設スタッフとのかかわりが少ない時間帯には寂しさから泣く姿がみられることもある。

　　　　　　　　保育士の行っている療育活動にて食べ物に触れる際には，快の表情が見られていた。

　　　　　　　　身長は成長曲線に沿った順調な伸びがあり，体重は直近1年で増加が見られず，成長曲線を外れた推移となっている。

④**栄 養 補 給**

必要栄養量

エネルギー	570 kcal/日（体表面積から算出した基礎代謝量の85%）
たんぱく質	18 g/日（1.2 g/kg/日）

栄養補給量

エネルギー	622 kcal/日　　　（43.8 kcal/kg/日）
たんぱく質	32 g/日（うちグルタミン7.2 g）　（2.3 g/kg/日）

栄養補給内容

ルート	胃瘻
内　容	濃厚流動食　550 mL/日（1 kcal／1 mL） GFO　2包（30 g） 白湯　600 mL/日 1日4回（6時，12時，20時，23時）白湯のみ3時1回

第3章　事例紹介

❸ 栄養診断・栄養ケア計画

（1）栄養診断

P：エネルギーの摂取不足

E：筋緊張の亢進により嘔吐が誘発されやすく，必要量の経腸栄養剤の注入ができていない

S：直近1年間において体重が増加していない

（2）栄養ケア計画

【目　標】

身長に見合った体重の増加とQOL向上のための摂食機能の獲得

【計　画】

①栄養補給計画の見直し

・高濃度タイプの経腸栄養剤の利用（下痢などの消化器症状を考慮し，観察を行いながら数回に分けて変更しながら投与）

・小児用の栄養剤に切り替え，たんぱく質量はアセスメント前と同程度とする

・栄養摂取方法は経管（胃瘻），GFOは排便コントロール目的として供給

・経管栄養投与スケジュールの見直し

・筋緊張亢進や嘔吐のコントロール改善目的として，医師・看護師による抗けいれん薬の種類・量・内服時間の見直し

②摂食訓練の再開

・経口摂取中止前後の嘔吐回数に大きな差はなく，経口摂取と嘔吐頻度増加に明らかな関連が見られなかったことより，理学療法士による週1回の摂食訓練を実施

・筋緊張が強い時など体調不良時には中止

・食形態を一定とするため，市販のベビーフードを1種類，味覚感覚発達促進のため口腔ケア時には味付き歯磨き粉の使用を開始

❹ 栄養ケアの実施・経過観察

【栄養ケアの実施】

①栄養補給の変更

経管栄養投与スケジュール〈アセスメント前〉

時　間	GFO	経腸栄養剤　1 kcal/mL （リカバリーSOY）	白　湯	計
6：00	7.5 g	100 mL	50 mL	150 mL
12：00	7.5 g	150 mL	50 mL	200 mL

事例2　摂食機能を考慮した発達支援（脳性麻痺）

20：00	7.5 g	150 mL	50 mL	200 mL
23：00	7.5 g	150 mL	150 mL	300 mL
3：00			300 mL	300 mL
計	30 g	550 mL	600 mL	1150 mL
投与栄養量		エネルギー　622 kcal / たんぱく質　32 g（うちグルタミン7.2 g）		

経管栄養投与スケジュール〈アセスメント後〉

時　間	GFO	経腸栄養剤 1 kcal/mL （アイソカル 1.0ジュニア）	経腸栄養剤 1.5 kcal/mL （アイソカル サポート）	白　湯	計
6：00	7.5 g		150 mL	100 mL	250 mL
12：00	7.5 g	100 mL		50 mL	150 mL
18：00	7.5 g	150 mL		100 mL	250 mL
23：00	7.5 g		150 mL	150 mL	300 mL
3：00				200 mL	200 mL
計	30 g	250 mL	300 mL	600 mL	1150 mL
投与栄養量		エネルギー　772 kcal（+150 kcal）/ たんぱく質　31.3 g（うちグルタミン7.2 g）			

②摂食訓練の再開

摂食訓練

	回数／週	経　　過
摂食訓練開始 6か月後	1	・2種類の食品を使用 ・1回あたり2～3口 ・食品ごとの形態や味の微細な差異に対し嗜好が現れるような反応を見せていたが，拒否なく訓練を続けていた
7～8か月後	中止	体調不良により中止
9～12か月後	2	・特別支援学校に入学し，昼食は教員が訓練の担い手となり学校で過ごしていた ・生活リズムが生まれてくる中，約10分食事に集中できるようになった
13か月後	3	・7種類（形態は同程度）を使用 ・ランダムに提供 ・摂食訓練を通じ，唾液にも改善が見られた ・流涎に配慮した姿勢から，日常生活での姿勢の幅が広がった

45

【経過観察】

- 体調不良による一時的な経管栄養中止や投与量減量の時期を除き，体重増加が見られた。（投与エネルギー量増加後）
- 高濃度タイプを使用したことで，体調不良時，経管栄養が減量中であっても投与栄養量が極端に減りすぎることがなかった。
- 計画見直し後には成長曲線とのズレを解消する体重増加が見られた。
- 抗けいれん薬の見直しにより，筋緊張亢進や嘔吐のコントロールについても改善が見られた。（医師・看護師）
- 多職種による本児の日常の生活状況などの観察・把握により，体調不良（嘔吐や胃残）が多くみられる時間帯や空腹により啼泣(ていきゅう)してしまうことへの配慮を目的とした，投与量および時間の調整をすることができた。

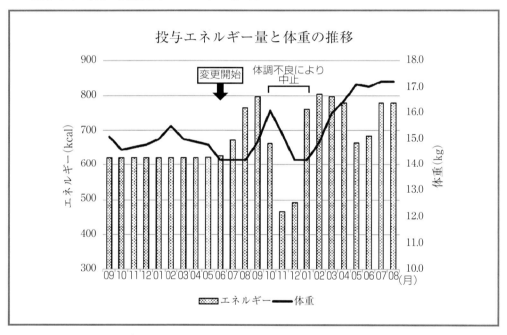

❺ 栄養ケアの結果評価

　栄養補給計画の見直しにより，児の状況にあわせた補給内容への変更ができ，かつ補給量の増加が可能となった。また，経口摂取も安全に継続でき，児のQOL向上につながっている。

　脳性麻痺児は，栄養摂取に関する分野においても障害が広範囲に及んでいることが多く，それらの障害との関連を考慮しながら実現可能な栄養補給計画を立案する必要があり，本事例では，時間帯によって程度が異なる筋緊張のコントロールを踏まえた上で経管

栄養投与スケジュールの見直しを行う点などにおいて栄養ケアの内容をより充実させることができた。

また，事例は経口摂取にあたり客観的評価が難しいケースではあるが，多職種協働によるモニタリングによって摂食訓練を実施・継続することができた。その結果として，対象者の摂食やそのほかの機能・QOL 向上に寄与することができた。

現在の状況

　栄養補給計画については，体重増加がやや急激であったため再度内容調整を実施した。抗けいれん薬の調整の結果，嘔吐やむせ込みの回数が減少し，現在は標準タイプの栄養剤のみの補給で緩やかな体重増加が得られている。摂食訓練については，その後見られた痙攣発作コントロールの悪化から大幅な服薬調整を実施することとなり，再度中止となった。服薬調整に伴い唾液量の増加が認められており，誤嚥リスクも高いことから摂食訓練については中止を継続せざるを得ない状況にあるが，状態が落ち着いた際には再開を提案していきたい。

　本児のように成長期にある子どもは身体の成長に伴い抗けいれん薬の調整が必要となり，継続的な摂食訓練が困難な場合も少なくない。対象者の QOL 向上を考え快の感情を増やすケアを大切にしつつ，まずは生活全般において不快となる事象を解消していくことを優先し，栄養状態を維持しながら順調な成長・発達を大切に，ケアを実践していきたいと考えている。

施設概要

　急性期病院の中にある重症心身障害児（者）の施設である。3 歳〜70 歳までの生活の場であり，また，短期入所の受け入れも行っている。急性期病院に併設されており，感染症などの医療的なケアが必要となったときに他の病院に移る必要がなく，日常と同じスタッフがケアにあたることができるため，ケアを切れ目なく提供できる特徴がある。また，施設内に横浜市立特別支援学校の分室があり，現在，入所者のうち 6 歳〜18 歳までの 8 名は平日の日中には施設内を少し移動するだけで学校に登校し，過ごすことができる。

　施設での栄養ケアは，医師・管理栄養士を中心に看護師・介護福祉士・保育士・理学療法士・作業療法士などの多職種が協働している。生活全般の支援内容は，各入所者に年 1 回実施されるケースカンファレンスで各職種が検討しており，栄養ケアもその中に含まれる。加えて栄養カンファレンスは月 1 回実施され，全入所者の栄養ケアについて現状把握，課題の共有などを行いながら，栄養補給計画の見直しなどを行っている。急を要する見直しについては栄養カンファレンスの機会を待たず，医師に対し相談の上計画変更をすることもある。さらに施設担当管理栄養士は，昼食時のミールラウンド・食事介助や，各入所者に合わせた経管栄養の調製などの日常業務があり，施設のメインフロアで過ごす時間が多い。

事例 3　口腔機能に合わせた栄養ケア（脳性麻痺）

筋緊張が強く摂食が難しい脳性麻痺児に対し，口腔機能に合わせた食形態
や食事量の調整をした支援

小林　弘治[*]

疾患概要

　脳性麻痺の定義としては，事例 2 で示した1968年の「厚生省脳性麻痺研究班会議」で定
められたものが最も標準的に使われている（p.42）。発症要因は時期ごとに，出生前（脳形
成異常など），出生時（低酸素脳症，脳血管障害など），出生後（脳炎・髄膜炎など）と区分され
ている。発症率は1,000人に 2 人前後，症状の現れ方は，多くは，出生後の定期的な乳幼
児健康診断時に，運動発達の異常で発見される。

　脳性麻痺の分類は事例 2 にも示したが，麻痺の身体分布による分類と筋緊張の異常の種
類による分類がある。筋緊張が強いと，機能障害や苦痛，睡眠障害，呼吸障害，側弯など
の変形，胃食道逆流症，摂食・嚥下障害，横隔膜ヘルニアなどをもたらし悪循環を生じる
ほか，基礎代謝の亢進も考えられる。筋緊張亢進の対策としては，心理的対応・機能訓練
的対応（適切な姿勢保持）・薬物療法（緊張緩和薬）・ブロック療法（ボツリヌス，バクロフェ
ン）・手術療法などがある。麻痺の身体分布による分類の代表的なものは，四肢麻痺・両
麻痺・対麻痺・片麻痺である。次に，筋緊張の異常の種類による分類の代表的なものは，
痙 直 型とアテトーゼ型になり，痙直型で80%，アテトーゼ型で10%と 2 つで全体の90%
を占めている。また，脳性麻痺には必ず筋緊張の異常が伴い，各病型により特徴的な運動
機能障害を呈する。

1　背　景

　8 歳の男児。主疾患として，脳性麻痺，痙性四肢麻痺，精神運動発達遅滞，てんかんが
ある。障害者分類は，大島分類Ⅰで寝たきり群。

経緯

　出生後，痙攣，発作などの症状が見られ，近医受診し入院。その後，療育困難となり入
所となった。

＊島田療育センター

事例3 口腔機能に合わせた栄養ケア（脳性麻痺）

② 栄養アセスメント

主訴（Subject）

筋緊張が強く，朝食と学校の給食を時間内に食べることができない。また，食後にむせが見られる。学校に持っていける携帯食も考えてほしい。

客観的情報（Objective Data）

①**身体状況**　身長 107 cm（0.1SD），体重 15.5 kg（−0.9SD），カウプ指数 13.5，
　　　　　　　％標準 BMI 81.6%

②**身体的特徴**　嚥下機能に問題がある，筋緊張が強い，常時臥床，寝返りは可能。

③**成長・発達**　1 年ほど体重が増加していない，表情は豊かだが発語はない。

④**栄養補給**

必要栄養量

エネルギー	676 kcal/日 （活動係数1.03　基礎代謝基準値40.8 kcal/kg ×15.5 kg ×1.03＋エネルギー蓄積量25 kcal/日）

栄養補給量

エネルギー	535 kcal/日
たんぱく質	20.5 g/日

栄養補給内容

ルート	経口
内　容	マッシュ食，水分（弱いトロミをつけて120 g ×5）を提供

課　題

①摂食・嚥下障害

食事時間に 1 時間くらいかかり，十分な食事量がとれない。食事形態，う歯の有無，かみ合わせなど口腔機能，喫食量の評価が必要である。また，状況によっては補食や経管栄養（胃瘻）の併用なども検討する。

②筋緊張亢進の対策

筋緊張が強く，食事摂取量が十分に確保できないことに加え，消費エネルギー量の増大の可能性もある。

③目標摂取栄養量の設定

現在，障害者用のエネルギー必要量を求める計算式はなく，目標摂取エネルギー量を適正に算出することが困難である。食事摂取基準をそのまま適用できないので，身体状況や栄養状態のほか，摂食機能状況（喫食状況）や生活状況を把握し，栄養アセスメントを踏まえた食事提供が必要となる。

49

第3章　事例紹介

③ 栄養診断・栄養ケア計画

（1）栄養診断
P：摂取エネルギーが不足している

E：1時間/回の食事時間，むせ，筋緊張がある

S：喫食率が70～80％であり，体重15.5 kgと1年ほど増加していない

（2）栄養ケア計画

【目　標】
①必要栄養量を充足させ，身長・体重が児なりに増加する

②体重を年間1kg増加する

【計　画】
①VF検査（嚥下造影検査）の実施による嚥下機能評価を行い，嚥下機能にあった食形態および食事量の調整

②筋緊張緩和方法の実施

④ 栄養ケアの実施・経過観察

【栄養ケアの実施】

①食形態および食事量の調整
・検査食はペースト食・マッシュ食で実施。誤嚥はないが，口腔内の貯留ができずペースト食は咽頭に流れ込んでしまうため，マッシュ食とした。

・食事量は30分で無理なく食べられる量とした。

・食事量は，主食・副食を1/2量とし，不足分を携帯でき，少量で栄養補給できる市販の栄養補助食品（マッシュ状，150 kcal/個）を利用することとした。

②筋緊張緩和方法の実施
薬物療法（緊張緩和薬）では，筋緊張のコントロールがうまくいかなかったため，ブロック療法（ボツリヌス治療）が施行された。

⑤ 栄養ケアの結果評価

1年間の栄養ケアの結果，無理なく食事を全量摂取できるようになり，また，筋緊張も改善され，消費エネルギーの増加も軽減された。そのことにより，食事のエネルギー量は約200 kcal/日増加し，身長は123 cm（-1.4SD）（+11 cm），体重は17.4 kg（-2.0SD）（+2 kg），％標準BMI 66.9％と増加した。

事例3 口腔機能に合わせた栄養ケア（脳性麻痺）

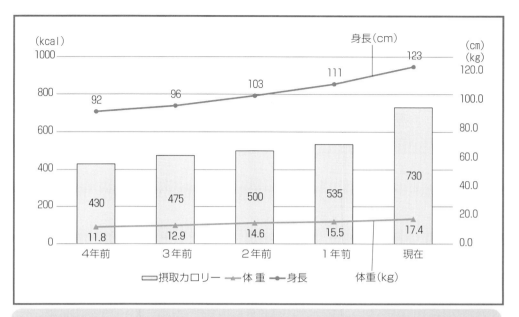

現在の状況

　摂食機能療法により，少しずつ食べる量が増えてきている。筋緊張が強い場合は，消費エネルギー量が亢進されるためエネルギー設定が難しい。年単位での体重変動や身長とのバランスを見ながら設定し，体重の変動を病棟スタッフと連携して早めに気づくことが大切だと考える。

　ケアを継続するにあたり，今後の課題としてエネルギー量の設定，筋肉量の維持，摂取栄養素バランス，体格（体型）の変動を考えていかなくてはならない。

　特に寝たきりの場合は，筋刺激が少ないため筋肉量（骨格筋量）維持と骨の維持（骨折のリスクが高い）が難しい。また，筋肉量が少なく体脂肪量が多い傾向にあるため基礎代謝の低下，太りやすい，内臓脂肪が多い（低体温などのリスクやかくれ肥満）なども加味していかなくてはならない。たんぱく質，脂質，糖質のバランス（糖質を下げて脂質はＭＣＴで増やした方が太りにくいのか？）は，体格（体型）に影響する要素として，侵襲時の予備の体力として軽度肥満くらいがいいのか判断が非常に難しい。体重だけではなく筋肉量や体脂肪量の変動をみていくとわかりやすいが適正体重がわからないためこまめに調整しケアをしていく必要がある。

施設概要

　医師，歯科医師，看護師，介護福祉士，言語聴覚士（ST），作業療法士（OT），理学療法士（PT）が連携して対応している。医師，看護師，介護福祉士，STなどから質問や栄養相談がある。栄養サポートチーム（NST）もあるが，栄養のことは管理栄養士に直接聞かれることも多い。

事例4　食べる楽しみへの支援
（麻痺性イレウスを伴った脳性麻痺）

麻痺性イレウスを伴った脳性麻痺による摂食機能障害に対し，栄養補給ルートの確立と経口摂取継続のための食形態の調整などに視点をあてた支援

佐藤　美登利*

疾患概要

脳性麻痺の疾患概要は事例2，事例3を参照。

姿勢・運動機能障害を主とする脳性麻痺は口腔内の問題が多く見受けられる。事例は筋緊張の亢進で筋肉が突っ張り，食いしばる事が多い結果，低い位置まで歯が削れていた。

重症児者の経口摂取を考える上で大切なことは「食事をすることが安全でかつ楽しいものになること」である。できるかぎり誤嚥をしない工夫をしながら，いかに経口摂取を続けていくことができるのか，個々の特徴や強みを生かした支援が必要である。

1　背　景

現在，20歳代の男性。在胎27週，緊急帝王切開で出生。呼吸不全・無呼吸のため13日間人工呼吸管理・1か月間酸素投与施行。黄疸・敗血症・網膜症等併発し，日齢32，脳室周囲白質軟化症と診断された。既往症として，てんかん，慢性肺疾患，膀胱穿孔術後，麻痺性イレウス，睡眠障害，胃食道逆流，摂食・嚥下障害がある。

筋緊張の亢進で筋肉が突っ張り，食いしばることが多い結果，低い位置まで歯が削れて

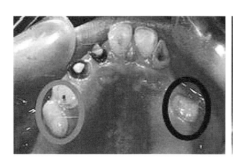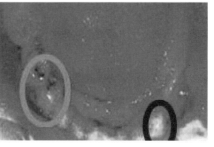

*ワケン療育病院長竹

いた。

　障害者分類は，大島分類は１，横地分類はＢ１である。

[経　緯]

　てんかん発作は感情の高ぶり等を引き金に全身の硬直発作が月１回程度見られたが，６歳以降ほぼ抑制されている。幼少期は肺炎，気管支炎，喘息様気管支炎で入退院を繰り返した。成長過程において側弯が進行した。２年前から腹部が張りやすくなり，便秘の悪化・尿閉・イレウスを繰り返し，毎日導尿・浣腸・摘便を必要とした。以前に，膀胱穿孔により多房性嚢胞や腹膜炎を起こしていることが判明し，ドレナージと閉鎖術を施行されて２年前に入所となった。同年２回・翌年１回イレウスで一般病院へ転院，治療後に再入所となったが，当施設へ戻ってからも胃腸の機能障害があり，導尿・浣腸・摘便を毎日実施していた。食事形態はソフト食にて提供を試みたが，家族の理解は難しく，全粥・軟菜きざみ食の提供を継続した。その後，イレウス再発し以下内容の栄養ケアを行った。

2 栄養アセスメント

主訴（Subject）

摂取エネルギー不足

客観的情報（Objective Data）

①**身体状況**　身長150cm，体重28kg，BMI 12.4 kg/㎡

②**身体的特徴**　側弯，変形，筋緊張から頸部が伸展しやすい齲歯，歯の摩耗（咬合歯なし），高口蓋。

③**身体的機能**　座位保持不可，寝たきり，体位変換不可，簡単な質問に喃語で答える程度のコミュニケーション可，自力排便不可，浣腸と摘便の実施で毎日排便あり（便性ブリストルスケール６～７）。

④**栄養補給**

必要栄養補給量

エネルギー	1500 kcal/日 （目標体重をイレウス発症前の体重32 kgとし，ハリス・ベネディクトの式で基礎代謝を算出。基礎代謝1059 kcal/日，筋緊張があるため活動係数は1.3とし必要栄養量は1500 kcal/日。）
たんぱく質	65 g/日 （臀部発赤他，皮膚トラブルが多かったため2.1 g/kg/日とし，必要たんぱく質は65 g/日とした）
水　分	1120 mL/日（筋緊張があり，発汗が多いので必要水分は1120 mL/日とした）

第3章　事例紹介

栄養補給量

エネルギー	980 kcal/日
たんぱく質	50 g/日
水　　分	2000 mL/日

栄養補給内容

ルート	末梢静脈
内　容	ビーフリード　　500 mL × 2　(20 mL/h) エルネオパ1号　1000 mL × 1　(20 mL/h)

⑤環　　　境

　　普通の食事を食べさせたい家族の思いとは異なった食形態の提案が必要であった。消化器運動の機能障害と口腔機能に合わせた食事形態を提案しても家族の理解は難しく，全粥・軟菜食を提供していたがイレウスが再発した。

⑥摂 取 機 能

　　食指良好，舌は前後運動のみ可，食塊形成ができない，口腔内残渣が多い。（嚥下機能低下）

課　題

・筋緊張の亢進によりエネルギー消費量の亢進がある。

・頸部の筋緊張があり頸部伸展のために誤嚥のリスクが高い。

・抗けいれん薬等の副作用により消化管の運動能力低下があり，麻痺性イレウスや便秘がある。

・イレウスなどの理由で経腸的栄養補給が維持できず，小腸粘膜の萎縮などにより腸内環境の増悪のリスクがある。

・痛みや腹部膨満等を訴えるために激しく泣くので，筋緊張が亢進する。

３ 栄養診断・栄養ケア計画

（1）栄養診断

　P：摂食機能障害による経口摂取量が不足している

　E：脳性麻痺による摂食機能の獲得が困難

　S：摂食拒否，体重増加が見られない

（2）栄養ケア計画

【目　標】

　①必要栄養量を充足できるような栄養補給ルートを確立する

　②本人の食べる意欲と，家族のおいしいものを食べさせたいという思いを受け止めた経

口摂取を確立する

【計　画】

①食事形状の調整，交互嚥下を推進する

②消化管蠕動運動促進薬の服用の検討する（医師・薬剤師）

③経管栄養を開始する

④経口摂取開始時，筋緊張亢進しないよう待ち時間を少なくし，少量一品から開始する

4 栄養ケアの実施・経過観察

	栄養補給状況	1日の摂取栄養量
4月1日	経静脈（中心，20 mL/h） 　①エルネオパ1号1000 mL 　②エルネオパ2号1000 mL 経静脈（末梢，14 mL/h） 　③イントラリポス100 mL	エネルギー　1580 kcal たんぱく質　50 g 水分　2000 mL
4月6日	経管（経鼻，100 mL/h）開始 ツインライン100 mL×3 ①②③継続	エネルギー　1980 kcal たんぱく質　66.2 g 水分　2343 mL
4月8日	経管（経鼻）下痢のため中止 ①②③継続	エネルギー　1580 kcal たんぱく質　50 g 水分　2000 mL
4月15日	下痢改善とともに経管（経鼻150 mL/h） 再開 エレンタール150 mL×3回 ①②③継続 以後，1か月かけてエレンタール1200 mL に増量，並行して経静脈栄養を減らした	エネルギー　1955 kcal たんぱく質　64 g 水分　2450 mL エレンタール80 gに加水し300 mLとした。これを2回/日調整し，うち450 mLを使用。
5月10日	経管（経鼻経胃）（300 mL/h） 　ⓐエレンタール　400 mL×3回 　　　　　　　　300 mL×1回 経静脈中止	エネルギー　1500 kcal たんぱく質　56 g 水分　2200 mL
6月7日	経管併用し経口開始（1回/日） スベラカーゼ粥50 g，昼食時 ⓐ継続	エネルギー　1535 kcal たんぱく質　57 g 水分　2200 mL
6月12日	少量過ぎて満足できず，筋緊張を促す結果となり6/8〜昼夕提供した。6/12嘔吐し経口摂取中止 ⓐ継続	エネルギー　1500 kcal たんぱく質　56 g 水分　2200 mL

第3章　事例紹介

6月21日	経口摂取開始　通常提供の1/4量 ソフト食とスベラカーゼ粥 交互嚥下用にとんかつソース状のとろみ 付実なし汁	栄養補給量 経管：エネルギー　1500 kcal 　　　　たんぱく質　56 g 経口：エネルギー　300 kcal 　　　　たんぱく質　8.6 g

❺ 栄養ケアの結果評価

　点滴のエネルギーを減らすとともに経管からのエネルギーを増やして，提供エネルギーは目標に達した。

　栄養ケア前28 kgだった体重は栄養補給ルートの変更により摂取栄養量が増えたため増加した。目標体重には届かなかったが30 kg前後で維持された。途中，嘔吐で中止となったが提供量の調整により経口摂取量は安定した。日中はセラピーマット上で腹臥位になる時間を設け，食事の待ち時間を減らすことで筋緊張せず安楽に過ごせる時間が多くなった。同時に腹部の張りも減少した。

現在の状況

　その後腹部不快で筋緊張することも少なくなり，イレウスで転院することも無く安定した状態が続いてる。スベラカーゼ粥とソフト食1/4を全量食べた後，不足栄養量を経管栄養で滴下すると満足そうに寝てしまう姿を見かける。先日，家族とともに数時間外出をしていた。

　一方，改めて経過を振り返ると上腸間膜動脈症候群の可能性があったと医師から話があった。精査等必要のため，現段階では不明である。

今後の課題

　当施設は在宅から入所する方がほとんどで，親子で過ごした日々の中で築いた日常を施設でどのように引き継ぐのかという問題が常にあり，障害やご家族の悩みは様々である。色々な提案が出来ることも必要だが，たとえば胃瘻から形のあるソフト食を注入出来るようにする等栄養補給のルートが違っても安全で楽しい食事を継続できるような方法も検討していきたいと考えている。

施設概要

　重症心身障害児者の入所施設として20床でオープンし，翌年に40床に増床した。「ワゲン」は無量寿経に説かれる「和顔愛語」をゆかりとし，柔和な表情と慈愛の言葉をもって相手の心を汲み，救いの手をさしのべていくという教えの理念のもと，地域に根ざした信頼される施設として，優しい社会の形成をめざしている。

事例5 哺乳困難による経管栄養から離乳食への移行（プラダー・ウィリー症候群）

プラダー・ウィリー症候群による哺乳困難から，経口・経管栄養併用であった児とその母親に対し，児の嚥下機能の発達に見合った支援を通じて離乳食へ移行した事例

小寺　弘美*

疾患概要

　プラダー・ウィリー症候群（Prader-Willi syndrome: PWS）とは，15番染色体の長腕（15q11-13）の働きが失われているために起こる先天性の疾患である。発生率は1～2万人に1人と推定され，地域差，性差，人種差，親からの遺伝はほぼない。出生直後から筋緊張の低下，それによる不活発，哺乳困難が見られ，経管栄養を要することが多い。筋緊張低下や哺乳困難は1歳頃から改善に向かうものの，幼児期以降は代謝の異常により肥満や多食が発生する。幼児期後半から児童期以降には食べ物への関心が増大し，肥満・過食も悪化していく。こうしたことにより，青年期以降，糖尿病やピックウイック症候群などの合併症につながる。

　その他，特徴的顔貌や，外性器低形成，軽～中度の精神運動発達の遅れも見られる。

1 背　景

　栄養ケア開始時4か月，現在7か月の男児。吸引分娩にて出生（出生時：身長46.5 cm，体重2.35 kg）。筋緊張低下，停留精巣があり出生後，新生児集中治療室（NICU）に入室，哺乳困難のため経管栄養となる。本人の状態から染色体検査等の検査を行い，プラダー・ウィリー症候群と診断された。母親は30歳代後半，妊娠中の経過は順調で特記すべき事項はない。専門医の診療を希望している。

経　緯

　NICU退院後，専門医がいる大学病院に転院となった。訓練等の療育目的で，当園に紹介受診となった。当園では発達状況を定期的に確認し，筋緊張低下に対する評価と正常発達を促すために理学療法を，哺乳困難のため経管栄養の児に対する評価と今後の進め方を検討するために，食事指導を行うことになった。

＊東京都立北療育医療センター

第3章　事例紹介

❷ 栄養アセスメント

〈受診1回目　4か月時〉

主訴（Subject）

今後どのように食事をとっていくか知りたい（母親）。

客観的情報（Objective Data）

①**身 体 状 況**　身長 56.2 cm（−2.8SD），体重 4.08 kg（−3.3SD），カウプ指数 12.9 ％標準 BMI 74.4%

②**身体的特徴**　筋緊張低下，頸定不可，表情はほとんどない

③**成長・発達**　探索反射（−）吸啜反射（＋）咬反射（＋）

④**栄 養 補 給**

必要栄養量

エネルギー	360 kcal/日 （550 kcal/日（0〜5か月推定エネルギー必要量）÷6.3 kg（0〜5か月参照体重）×4.08 kg（実体重））

栄養補給量

エネルギー	400 kcal/日（100 kcal/kg/日） （0.66 kcal（ミルク1 mL あたりエネルギー）×630 mL/日（飲んだ量））

栄養補給内容

ルート	経口・経管併用
内　容	哺乳瓶からの摂取はできず，母親がスプーンで一口ずつ，1回に30〜40分かけて与えている。 育児用ミルク90 mL × 7回　合計630 mL/日（66 kcal/100 mL）

❸ 栄養診断・栄養ケア計画

（1）栄養診断

P：（現在は必要栄養量を充足しているが）栄養状態低下のリスクがある

E：嚥下機能獲得期で哺乳瓶が使用できない

S：哺乳にスプーンを使用しており，長時間を要する

（2）栄養ケア計画

【目　標】

必要な栄養量はほぼ充足できているが，親子ともに疲れさせないようにしながら食を通じての成長を促す

事例5　哺乳困難による経管栄養から離乳食への移行（プラダー・ウィリー症候群）

【計　画】

①現在のミルク量を安定して（負担なく）飲めるようにする

②スムーズな離乳食の導入

④ 栄養ケアの実施・経過観察

生後5か月　受診2回目

【栄養ケアの実施】

　経口摂取はあまり無理はせず，チューブを使いミルクを摂取するよう短時間にし，食事をとる準備として，指やおしゃぶりを使って口腔内周囲に刺激を加えつつ動かすようにする。

身体状況	栄養補給		
身　長 61.6 cm（−2.0SD） 体　重 5.18 kg（−3.2SD） ％標準 BMI 78.3％	栄 養 量	必要量	450 kcal/日（87 kcal/kg/日）
		補給量	550 kcal/日（108 kcal/kg/日）
	補給内容	ルート	経口・経管併用
		内　容	3〜5回/日はスプーンによる摂取後，経口哺乳（20 mL/回）し，残りは注入。 育児用ミルク120 mL × 7回　計 840 mL/日

【栄養評価】

　必要栄養量は充足できており，順調な発育をしている。ミルクは，スプーン，哺乳瓶を使用して飲ませてから注入するようにし，経管栄養も多く使うようにしたため，前回と比べ親子とも負担が軽減された。

生後6か月　受診3回目

【栄養ケアの実施】

　離乳食の開始について再評価をする。離乳食が開始できるまではミルクのみで進め，スプーンでミルクを与える時は顔が上を向かないようにする。また，ミルクを口に入れる速度をゆっくりと，動きにあわせて入れていくようにする。

身体状況	栄養補給		
身　長 63.6 cm（−1.8SD） 体　重 6.25 kg（−1.9SD） ％標準 BMI 89.1％	栄 養 量	必要量	550 kcal/日（88 kcal/kg/日）
		補給量	600 kcal/日（96 kcal/kg/日）
	補給内容	ルート	経口・経管併用
		内　容	2週間前に胃管抜去。スプーンによる摂取（40〜50 mL）と哺乳瓶（やわらかくて押すと出てくるタイプ）で哺乳。30分かけ全量経口摂取。 育児用ミルク150 mL × 6回　計900 mL/日

【栄養評価】

　経口摂取のみになったが，必要栄養量ほぼ充足できており，順調である。抜管され，スプーン・哺乳瓶によりミルクを経口摂取できているので，固形食摂取に向けて離乳食を開始する。

第3章　事例紹介

生後7か月　受診4回目

【栄養ケアの実施】

　離乳食を1日1回開始する。食形態は粒なしペーストにし，5口／回から始め，10口／回できることを目標とする。まず米粥から開始し，順次野菜を取り入れていく。食べさせる時，スプーンは下唇につけるように介助し，本人が取り込むのを待つ。スプーンでミルクを飲む時は，スプーンをまっすぐに向ける機会をつくる。

身体状況			栄養補給	
身　　長 64.5 cm（−2.0SD） 体　　重 7.05 kg（−1.4SD） ％標準 BMI 97.7%	栄 養 量	必要量	615 kcal/日　（87 kcal/kg/日）	
		補給量	615 kcal/日　（87 kcal/kg/日）	
	補給内容	ルート	経口	
		内　容	スプーンによる摂取とやわらかいタイプの哺乳瓶で哺乳。30分かけ全量摂取。 育児用ミルク150 mL × 6回　計900 mL/日 離乳食（1回食）	

【栄養評価】

　筋緊張低下は相変わらずだが，表情が引き締まってかわいい笑顔が見られた。経口摂取のみになったが，必要栄養量はほぼ充足できており，順調に成長している。離乳食は，1日1回摂取しているが食形態が適切ではないため，粒のないペースト食の作り方について確認した。

5 栄養ケアの結果評価

　本児の成長曲線は，栄養ケア当初は3パーセンタイルを大きく下回っていたが，1か月ごとに栄養ケアをし続けた結果，体重がほぼ10パーセンタイルのところまでキャッチアップできた。身長とのバランスもほぼ良く，成長に必要な栄養量を継続的に確保でき，成長曲線から外れた状態から内側に戻ることができた（次頁成長曲線）。

　ミルクの飲ませ方や離乳食の食べさせ方を実演しながら，本人に合う方法やペースを教えることにより，母親自身のやり方と比較し学ぶことができた。離乳食の調理についても，どのような食形態にすれば本人が食べられるかを確認した。

　本例の問題点として，母親が本人のペースに合わせられなかった，同じ病気でも個々に違いがあることを理解できなかった，調理技術面に課題があったことがあげられる。本例では，母親の焦りや複雑な思いを前提にしながら，栄養の面からの母親教育を繰り返し行った。回数を重ねるごとに，母親の気持ちも安定して「その子の今」を少しずつ見つめられるようになっていると感じられ，その結果，子どもの順調な成長につなげることができた。

事例5　哺乳困難による経管栄養から離乳食への移行（プラダー・ウィリー症候群）

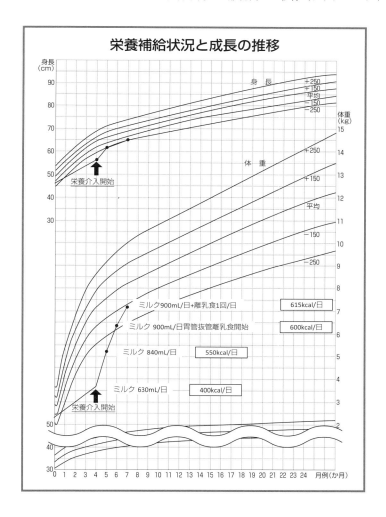

現在の状況

　その後，本児は2歳で通園部門に入園し，遊びを通してたくさんの経験を重ね日々成長している。同時期に同じ疾患の何人かにもかかわってきたが，それぞれ発達の状況や問題点が異なり，管理栄養士としての対応も大きく異なることは，大変勉強になった。

　離乳食に苦労していたあの時が懐かしい位の成長をしている児を見るとほっとする一方，疾病の性質上，今後予想される肥満や過食の問題にどのように向き合っていくか，問題は山積している。栄養士側も彼らに一生付き合っていく覚悟で臨まなくてはと身が引き締まる思いである。

第3章　事例紹介

> **施設概要**　※現在の所属とは異なります
>
> 　当施設は，運動発達やコミュニケーション面の発達に心配のある方に対して，診察，リハビリテーション，療育に関する相談等を行っている。業務の中心は在宅生活の支援とし，多職種でかかわり，地域で生活する障害児者のよりよい毎日を目指している。
>
> 　その内，今回あげた食事指導（摂食機能療法）は，発達の遅れや食べ方などが心配で，当園小児科医の指示を受けた方が対象となる。年齢は不問。
>
> 　過去5年間の新患数：およそ285名
>
> 　年間のべ指導数：300〜400回程度
>
> 　主たる疾患名：ダウン症候群，脳性麻痺，精神運動発達遅滞など
>
> 　職　　種：歯科医師，言語聴覚士，看護師，管理栄養士

事例6　通園施設と保育園との連携事例（プラダー・ウィリー症候群）

保育園に入園した障害児に対し，療育施設と保育園が連携した事例

小寺　弘美*

疾患概要

事例5を参照。

1 背　景

プラダー・ウィリー症候群の2歳8か月児。肥満傾向もなく，バランス良く成長している。食べ物を口の中にたくさん押し込む「押し込み食べ」により，うまく噛めなくなる状況が見られる。

経　緯

当園の通園部門に通う一方，区立保育園の2歳児（年齢相当）クラスに入園。保育園での様子も概ね順調とのことであるが，保育園での給食の様子など，母親が心配を訴えていることもあり，療育施設の栄養士として保育園を訪問するところから連携を開始した。

2 栄養アセスメント

主訴（Subject）

保育園での様子がわからないため心配である（母親）。

客観的情報（Objective Data）

①**身体状況**　身長81.5 cm（−2.53SD），体重10.56 kg（−1.39SD），カウプ指数　15.9，％標準BMI 101.3%

②**摂食機能**　安静時および食事の取り込み，咀嚼・嚥下時，いずれも口唇閉鎖あり

食べ物を口の中にたくさん押し込む「押し込み食べ」により，うまく噛めなくなる状況が見られる。

そのほか，咀嚼・嚥下，前歯咬断については特に問題なし。

③**栄養補給**

＊東京都立北療育医療センター

第3章 事例紹介

必要栄養量

エネルギー	850〜900 kcal/日 （身長（cm）×10 kcal が適切との主治医の指示に基づく栄養量）
たんぱく質	30〜35 g/日

栄養補給量

エネルギー	平均1000 kcal/日 （1週間の食事内容調査結果の1日平均エネルギー）

栄養補給内容

ルート	経口
内　容	幼児普通食

❸ 栄養診断・栄養ケア計画

（1）栄養診断

P: 過食により，今後，肥満（過体重）となるリスクがある

E: プラダー・ウィリー症候群である

S: 押し込み食べによる咀嚼不良等により，必要エネルギー850〜900 kcal/日に対し摂取量1000 kcal/日と摂取過剰である

（2）栄養ケア計画

【目　標】

プラダー・ウィリー症候群による過食を防止する

【計　画】

①食べ方の指導

・一口量のコントロール。かじりとり（前歯咬断）も介助者が大きさやペースをコントロールする

・食べるペースが速くなりすぎないようにする

②栄養摂取量のコントロール

・保育園入園後の給食は普通食で，1食の総エネルギー量を300 kcal に調整する

❹ 栄養ケアの実施・経過観察

〈初回〉

【保育園の食事時間の観察】

小さなテーブルを子ども6人が囲み，保育士1人が対応。保育士の横には食事のお代わ

りが置かれている。保育園の食事方針は，食べる達成感を体験させるために，はじめは少なめに配膳し，積極的にお代わりをさせるという方法をとっていた。

本児はいつも保育士の隣に座っていて，自分のそばには常に食べ物がある状況となり，食欲の調整が難しい。結果的には，プラダー・ウィリー症候群の子どもにとっては過酷な状況であった。

【保育士との面談・栄養ケアの提案】

保育園の保育士と面談をし，可能な範囲での環境整備を提案した。

・テーブル利用のレイアウトを検討し，お代わりのものを見せない工夫をする。

・知的発達が良いので，食べる前の"お約束"をしてから食べる。

　→見通しを持った行動につなげるという意味でいろいろな場面に応用がきく。

・プラダー・ウィリー症候群特有の行動について保育士と共有。

・母親は障害のことを説明すると入園できなかったり，やめさせられたりするかもという不安を常に持っているため，そういった心情に保育士の配慮をお願いした。

〈6か月後〉

【経過観察】

本児の状況

・かじりとり（前歯咬断）を行うことにより，口の中に食物を詰め込もうとする動きが減った。一口で食べてよい量を理解できてきた様子。

・ガツガツと早く食べようとする姿が見られなくなり，よく噛んで食べている。他児より早く食べ終わることがなくなり，他児がお代わりをしても，ひどく食べ物を欲しがらなくなった。

・総量300 kcal/食におさえた幼児普通食の給食は過不足なく食べられるようになった。

保育園の対応状況

・食事の時のテーブルレイアウトの調整や食事前の"お約束"など，できる範囲で工夫を重ねている。

・そのほか，細かいことは母親と打ち合わせながら対応している。

母親の様子

・保育園といろいろ相談しながら進められて，安心して預けられている。

・余裕が出てきて，いろいろなことに目が向くようになってきた。

5 栄養ケアの結果評価

保育園で見た食環境はプラダー・ウィリー症候群の児にとって望ましい状況ではなかったが，保育園側は保護者からの詳細な説明によって，児がかかえる問題が明確になった。

第3章　事例紹介

その一方で保育園にはほかの子どももいるため本児専用の対応にも限界があることが考えられた。

　しかし，管理栄養士が直接保育園を訪問し，食環境の改善に対する具体的な提案を行い，保育園の先生と連携することで母親の不安を減らすことができた。また，児にとって適切な食環境を整備することにつながった。

　今後は，幼稚園や保育園に並行通園する場合の療育センターとの協力体制を考えていくこと，母親の心配事への対応についてはより多くのバリエーションを持たせて最適な方法を選べるようにしていくことが課題であろう。

> ### 特別な支援が必要な子どもたちのより良い育ちと将来の幸せのために
>
> 　今回は通園施設と保育園の連携事例を取り上げたが，時代は流れ，現在はダウン症候群の児をはじめ，障害があってもごく普通に保育園に入園する時代となっている。しかし，育児休業明けで入園すると，離乳食もまだ全く進んでいない状態で預けられることがほとんどであり，保護者も保育者もどうしたらよいかわからなくてお互い困って手探りの状態で毎日を過ごしている現状がある。
>
> 　そのようなとき，預ける側と受ける側，その子どもにかかわっているほかの機関が上手にコミュニケーションをとれれば，よりよい子育てにつながっていくと考えられる。
>
> 　入園している障害児の対応に悩んでいる保育園の栄養士は多く，当園での食事指導の場にも多くの保育園から栄養士や保育士が見学に来ている。待機児童の解消に向けての取り組みが進み，保育園・幼稚園には特別な支援の必要な子どもたちが，今後ますます入園してくることが予想される。管理栄養士は，子どもたちがよりよい育ちをし将来幸せに過ごせるように，本人やご家族とはもとより，対応するほかの職種とのコミュニケーションを充実させていくことがとても大切であると考えている。

事例7 摂食機能を考慮した発達支援（ダウン症候群）

ダウン症候群特有の舌突出や咀嚼能力に合わせた摂食機能障害に対し，母親への支援も含めた多職種協働による支援

増野　希*

疾患概要

　ダウン症候群は，21番染色体が3本になる染色体異常である。発生頻度はおよそ1000人に1人（全国での出生数は毎年およそ1000人）である。

　精神遅滞，筋緊張の低下，特徴的顔貌，などを引き起こす。また，成長曲線もダウン症特有のものを使用することが多く，低身長，低体重がよく認められる（下図）。小さな口腔，大きい舌，小さな手，鼻のつまり，小さい顎，筋緊張の低下などの特徴は，摂食の発達に影響を与えるため，これらの特徴を念頭において評価することが必要となる。また，呼吸器疾患，心臓疾患，消化器疾患等を患うことも多い。

　多くのダウン症児は発達の遅れを伴い，体の成長や運動機能，知的な発達等がゆっくりである。しかし，発達のスピードや最終到達地点は個人差が大きく，障害名にとらわれず

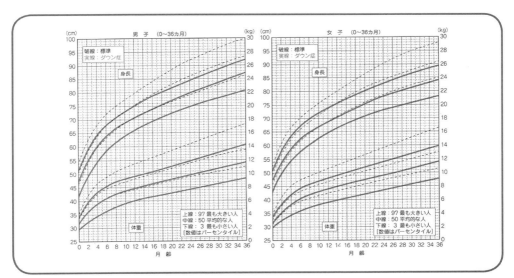

ダウン症候群の成長曲線

出典）藤田弘子，大橋博文編著：ダウン症すこやかノート，メディカ出版，pp.26-27，2006．

＊よこはま港南地域療育センター

第3章　事例紹介

にそれぞれの児の発達を総合的に見ていくことが大切である。

　筋力の弱さから，乳児期には母乳やミルクを吸いつく力が弱く，成長が遅くなることも
しばしばある。しかし，小学校高学年以降は肥満を示すことも少なくない。身長と体重の
バランスを長期的に見ていき，高度な肥満が見られた場合には，管理栄養士による食事指
導などが必要になってくる。

1 背　景

　出生時よりダウン症候群と診断された3歳児。出生時のトラブルはなく，普通分娩にて
出産（在胎39週，身長48 cm，体重2750 g）。既往症はなし。

|経　緯|

　0歳で理学療法士（PT），作業療法士（OT）訓練と療育目的で当施設の診療所初診。3
歳より当施設の通園施設を週3回利用。

2 栄養アセスメント

主訴（Subject）

喫食量が増えない，食べ物を口から出してしまう。

客観的情報（Objective Data）

①**身体状況**　身長 84 cm（−2.1SD）（ダウン症の50パーセンタイル値付近）

　　　　　　　体重 10.0 kg（−1.9SD）（ダウン症の10パーセンタイル値付近）

　　　　　　　カウプ指数 14.2

　　　　　　　BMI 14.2 kg/㎡（％標準BMI　92％）

②**身体的特徴**　下顎小，全身の低緊張，低筋力（頸部から肩甲帯）。

③**成長・発達**　運動機能は座位，ずり這いは可能。

　　　　　　　身長はダウン症候群の50パーセンタイル値に添って伸びているが，体重
　　　　　　　は半年前までは増えていたが，ここ半年は横ばい。

④**栄養補給**

必要栄養量

エネルギー	860 kcal/日 （体表面積0.50㎡×体表面積あたりの基礎代謝基準値（3歳）55.6kcal/㎡/時×24時間×（生活活動指数1.13＋体重増加指数0.02）×特異動的作用10/9より算出）　　　　　　※体表面積は身長と体重より算出
たんぱく質	35.4 g/日（必要エネルギー量の16.5％）
水　　分	1100 mL/日

事例7　摂食機能を考慮した発達支援（ダウン症候群）

栄養補給量

エネルギー	760 kcal／日（76 kcal/kg／日）
たんぱく質	26.6 g／日（2.7 g/kg／日）
水　　分	1000 mL／日

栄養補給内容

ルート	経口
内　容	幼児食　自食はできないため全介助 水分摂取　スパウト型のマグマグ

⑤環　　境　0歳児の弟がおり，母親が食事作りに手間をかけられない。

課　題
・摂取量不足。
・食物を歯ですりつぶせず，肉の塊はほぐさないと食べられない。咀嚼できない食物は丸飲みもしくは舌で口の外へ押し出していたことから咀嚼機能が不十分である。
・舌が大きく，スパウト使用時と食物を丸飲みする時に舌突出している。スパウト型のマグマグは，おっぱいや哺乳瓶からほかの水分補給方法に慣れるための形状をした器具であり，基本的には舌を前後に動かしておっぱいと同じ方法で飲む（右図）。そのため，スパウト使用時は舌が前後に動くため舌突出が見られた。舌突出することによって丸飲みがしやすくなるため，この舌の動きが丸みを助長している。

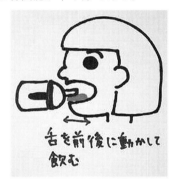

3 栄養診断・栄養ケア計画

（1）栄養診断
　P：不十分なエネルギー摂取
　E：摂食機能にあっていない食形態や食具の使用
　S：カウプ指数 14.2，BMI 14.2，％標準 BMI 92％，喫食量 8 割，目標量 860 kcal／日に対して760 kcal／日（-12％）の摂取量

（2）栄養ケア計画
【目　標】
　必要栄養量，ならびに水分量を摂食機能に合わせて摂取できる
【計　画】

第3章　事例紹介

①専門医師による摂食機能評価

②咀嚼機能に合わせた食形態の変更

　　・離乳食後期食へ食形態を変更する（量は幼児食）

　　・主食の種類は，軟飯，パン粥，軟らか麺とし，肉・魚はハンバーグ状

　　・野菜は容易に噛めるかたさ，もしくはきざんでまとまりやすく調整する

③食品の摂取による咀嚼訓練

　　・スナック菓子で咀嚼訓練を行う（かっぱえびせんを提供し，咀嚼の意欲を引き出す）

④適切な水分摂取方法を確立し水分摂取を充足させる

　　・舌突出をできるだけ防ぐ

　　・スパウトの使用回数を徐々に減らし，水分にトロミをつけてスプーンで摂取する

　　・水分補給の時間には児が好きな牛乳に，昼食時には児が好きなスープにトロミをつけて食べさせる

❹ 栄養ケアの実施・経過観察

初　回

【栄養ケアの実施】

　関係職種（PT，OT，保育士，看護師，管理栄養士）でミールラウンドを行い課題の把握や共有化をし，専門医師による摂食機能評価へとつなげた。

・保　育　士（クラス担任）→ 給食時ごとに喫食状況確認

・管理栄養士 → 週一回のミールラウンドの実施

・専　門　医　師 → 摂食機能評価ならびに食事形態の指示と1回/月の摂食機能の再評価

身体状況	栄養補給		
身　　長 84.2 cm（−2.2SD） 体　　重 10.0 kg（−2.1SD） ％標準 BMI　91％ BMI　14.1 kg/㎡ カウプ指数　14.1	**栄 養 量**	必要量	エネルギー 290 kcal/食（87 kcal/kg/日） たんぱく質 12 g/食
		補給量	エネルギー 250 kcal/食（75 kcal/kg/日） たんぱく質 10.7 g/食
	補給内容	ルート	経口

2回目

【栄養ケアの実施】

　通園施設だけでなく自宅でも実践できるように食事および栄養相談の実施

・離乳後期食の作り方として，やわらかさの目安や食材の切り方，調理方法，大人の分からのとりわけ方法

・スナック菓子の食べさせ方は，奥歯で噛めるように口角から入れること，口に頬張りすぎないように母親が短く持って児に噛みとらせる（実際に児に食べさせながら説明を行う）

・とろみ剤の使用方法では，とろみのつけ方の実演，とろみの目安，試飲による口腔内での広がりの実感，購入方法について

事例7　摂食機能を考慮した発達支援（ダウン症候群）

3回目			
身体状況	栄養補給		
身　長 90.0 cm（−2.2SD） 体　重 13.0 kg（−1.1SD） ％標準 BMI　104％ BMI　16.0 kg/㎡ カウプ指数　16.0	栄養量	必要量	エネルギー 290 kcal/食（67 kcal/kg/日） たんぱく質 12 g/食
		補給量	エネルギー 300 kcal/食（69 kcal/kg/日） たんぱく質 12.4 g/食
	補給内容	ルート	経口
		内　容	給食はほぼ全量摂取。自宅では給食よりも多い量を調理し，日によってムラはあるが8〜10割摂取している。

【栄養評価】
　喫食量が増え，体重増加がみられ％標準 BMI が標準的となった。

5 栄養ケアの結果評価

　当初，咀嚼機能に合わせた食形態の変更で噛めないものを口の外に出すことがなくなり，水分摂取法の確立により舌突出が減少した。このことにより，喫食率が8〜10割に増加した。また，食品の摂取による咀嚼訓練により，咀嚼力が向上した。それに伴い，摂取エネルギーも増加した。エネルギー目標量860 kcal/日に対して900 kcal/日（＋5％）の摂取ができるようになり，カウプ指数16.0に増加した。結果，問題を解決し，症候が改善したといえる。

現在の状況
　母親は，当初は児に合わせた食事作りに苦労していたが，児の口からのこぼしが減り，喫食量が増えていく様子をみて努力されていた。その結果，季節や体調による食べむらはあるが，一定量をコンスタントに喫食できるようになった。
　5歳児になり，咀嚼機能も向上したため，幼児食に変更した。トロミつきでないと水分を摂取しない，というこだわりが出てきてしまっているが，徐々にトロミの強さを弱めてコップから飲む練習を継続している。
　身長，体重もダウン症候群の50パーセンタイル値に沿って増加しており，運動機能も手引きでの歩行が可能となった。

第3章　事例紹介

施設概要

　当施設は，０歳から小学校６年生までの児童を対象に，関係諸機関と連携して，療育に関する相談から診断・評価・指導・訓練にいたるまで専門職員（医師，看護師，管理栄養士，理学療法士（PT），作業療法士（OT），保育士等）が一貫したサービスを実施している。診療所や通園施設等を併設し，通園施設では給食（昼食）を提供しており，利用児の摂食機能に合わせた食形態の食事を提供している。また，月に１回，摂食外来を行っており，歯科医師，管理栄養士，看護師，PT（当施設では摂食指導を言語聴覚士ではなくPT，OTが担当）がチームとなり，摂食機能に課題がある児の評価・支援を行っている。栄養ケア・マネジメントは行っていないが，管理栄養士が給食時にミールラウンドを行い，課題のある児の把握や保護者からの相談を受けている。

参考文献

・菅野敦，玉井邦夫，橋本創一，小島道生編：ダウン症ハンドブック　改訂版，日本文化科学社，pp.6-16，2013.
・池田由紀江：ダウン症のすべてがわかる本，講談社，pp.10-13，2007.
・内山聖監修：標準小児科学　第８版，医学書院，p.162，2013.
・藤田弘子，大橋博文編著：ダウン症すこやかノート，メディカ出版，pp.26-27，2006.
・藤田弘子ほか：ダウン症候群の自然成長その１．出生から18歳の身長・体重縦断的成長曲線，小児保健研究 62（3）：pp.392-401，2003.
・小林昭夫，早川浩編：小児食事療法マニュアル，金原出版，pp.200-203，1991.

事例8　摂食機能を考慮した発達支援 （ピエール・ロバン症候群）

ピエール・ロバン症候群による摂食機能障害ならびに発達障害に対し，食形態の調整や自発的な食行動に視点をあてた支援

島田　まゆみ*

疾患概要

ピエール・ロバン症候群（Pierre Robin 症候群）とは，新生児においてまれに起こる先天性かつ複合的な疾患である。染色体異常があり，主な身体的特徴として小顎症または下顎後退症，舌根沈下，気道閉塞（狭窄）が見られる。乳幼児期には下顎の後退による鳥貌様顔貌に見えるが，多くの場合，発育とともに顔貌も大きく改善することが多い。発生原因は正確にはわかっていない。付随的な症状として70〜90％に口蓋裂が見られ，摂食障害，言語障害，運動機能障害などを伴うことがある。出生時の処置および幼児期の適切な指導が受けられれば，予後は比較的良好となるケースが多いとの報告がある。

1 背　景

出生時（37週0日，2138 g）よりピエール・ロバン症候群と診断された現在4歳8か月の男児。口蓋裂，下顎小，多発性合併症候群がある。

経　緯

退院後在宅時に市保健所の母子専門相談にかかる。保健師より当施設へとつながり1歳4か月に当施設の前身となる母子通園施設に入所。週1回の母子通園として利用開始。半年経過したところで食事相談となった。

2 栄養アセスメント

主訴（Subject）

口蓋裂があり，うまく食べられないため離乳食が進まず体重が増えない。口からの摂取量を増やし，経鼻注入を減らしていきたい。いずれは幼稚園への入園を考えている。

---

*児童発達支援センターにじいろキッズらいふ

第 3 章　事例紹介

<u>客観的情報（Objective Data）</u>

①**身体状況**　身長 79.5 cm（－1.5SD），体重 7.5 kg（－3.2SD），BMI 11.9 kg/㎡，
　　　　　　　％標準 BMI 73.9％

②**身体的特徴**　口蓋裂，下顎小，全身の低緊張，低筋力（頸部から肩甲帯）

③**成長・発達**　移動手段は背ばい，口腔：萌出上下 8 本
　　　　　　　　摂食：むせなし，口蓋裂による押しつぶし困難

④**栄養補給**

必要栄養量

エネルギー	562 kcal/日（76 kcal/kg/日） 体重×基礎代謝基準値（1 ～ 2 歳児）×身体活動1.2＋蓄積量より算出
たんぱく質	15～20 g/日（現体重× 2 ～ 3 g/kg/日）
水　　分	950～1000 mL/日

栄養補給量

エネルギー	850 kcal/日（113 kcal/kg/日）
たんぱく質	32.5 g/日（4.3 g/kg/日）
水　　分	約800 mL/日（100 mL/kg/日）

栄養補給内容

ルート	経口（離乳食） 経管（経鼻経胃）
内　容	離乳食：初期形態 ・20～40 g/食（1 日 2 回） ・つぶし粥等よりトロトロ状のもので，実際の摂取量はひとさじ程度 経管：粉ミルク＋栄養剤の混合 ・80 mL 分のミルクを75％水分（60 mL）で濃いめに作る ・栄養剤はラコール（1 kcal/mL）を120 mL/回 ・1 日に180 mL × 5 回（医師より850 kcal/日の指示あり）

⑤**環　　境**　日中は母親と 2 人で過ごすことが多い。

⑥**意欲・行動**　・家では食べるのを嫌がり，食卓につかないこともある。
　　　　　　　　・生活リズムが安定せず，食事時間に眠くなってしまうことが多い。

<u>課　題</u>

・経口摂取量が少ない → 必要な栄養補給を経管に依存している。

・食べ物への関心が低い → 家では食べるのを嫌がり，食卓につかない。

・口蓋裂による咀嚼，押しつぶし食べの困難さがある。

・食事への集中困難 → 生活リズムが安定せず，食事時間に眠くなってしまう。

事例 8　摂食機能を考慮した発達支援（ピエール・ロバン症候群）

❸ 栄養診断・栄養ケア計画

（1）栄 養 診 断

　P：摂食機能障害による経口摂取量が不足している

　E：口蓋裂による摂食機能の獲得が困難

　S：摂食拒否があり，体重増加が見られない

（2）栄養計画

【目　標】

　摂取栄養量を必要量まで充足する

【計　画】

　①摂取機能に合わせた食形態の決定

　②食材を経験しながら自我の育ちの中で自発的な食行動を促す

❹ 栄養ケアの実施・経過観察

1歳11か月　〈初　回〉
【栄養ケアの目標】生活リズムを安定させ，口から食べれる回数を増やす 　　　　　　　　　　食事の雰囲気を楽しみ，興味を持てるようにする
【栄養ケアの実施】 週1回の母子通園。母による食事介助。食具は使い慣れたシリコン製のスプーンを持参してもらう。厨房にて個別配膳を行う。

身体状況			栄養補給	
身　長 80.2 cm（−1.7SD） 体　重 7.7 kg（−3.4SD） ％標準 BMI 67.7％	栄 養 量	必要量	エネルギー　169 kcal/食（76 kcal/kg/日） たんぱく質　4.5〜6.0 g/食	
		補給量	エネルギー　220 kcal/食（離20＋経200） たんぱく質　9.1 g/食	
	補給内容	ルート	経口（離乳食），経管（経鼻胃管）併用	
		内　容	**離乳食**　初期形態　主食5分粥　主菜・汁物150 g 程度の提供 **経　管**　昼食時 200 mL 注入	

成長・発達　　背ばい，指さし，喃語
【栄養評価】 (1)摂取量：主食大さじ1程度。よい時で大さじ2〜3。給食を通して口に運ぶ機会が増え，いろいろな味を試すようになった。昼食時間に眠ってしまうこともあり。 (2)摂取機能：興味を示し，口に運ぶが味わう程度。飲み込みの獲得は困難な場面もあるが，本児からの表出があるので，気持ちを受け止めながら食事が楽しい時間となるよう働きかけを継続していく。

第3章　事例紹介

2歳11か月　〈2回目〉

【栄養ケアの目標】 生活リズムの安定と友達との食事をすることで，食事の時間を楽しみにできるよう，楽しく食事をする経験を増やす

【栄養ケアの実施】
週2〜3回の母子通園。母親による食事介助。食具は使い慣れたシリコン製のスプーンを持参してもらう。厨房にて個別配膳を行う。

身体状況	栄養補給		
身　長 87.2 cm（−1.5SD） 体　重 9.3 kg（−2.8SD） ％標準 BMI 83.6％	**栄 養 量**	必要量	エネルギー　218 kcal/食（86 kcal/kg/日） たんぱく質　5〜7.6 g/食
		補給量	エネルギー　242 kcal/食（離42＋経200） たんぱく質　9.8 g/食
	補給内容	ルート	経口（離乳食），経管（経鼻胃管）併用
		内　容	**離乳食**　初期〜中期形態　主食全粥　主菜・ 副菜きざみ　とろみをつける **経　管**　昼食時 200 mL 注入

成長・発達　　いざり，指さし，要求表現

【ミールラウンド】
4月　飲み込みができるようななり，食形態の検討開始する
6月　感染性胃腸炎による低血糖で入院
7月　リハビリ先で経口量の評価受け，50 g/回×2回で100 kcal/日程度が適正摂取量となる
　　　→粉ミルクを中止し濃厚流動食の導入を検討する
10月　口蓋裂形成術を受ける　→食形態について母親と相談
12月　食形態の見た目への抵抗あり，言語聴覚士（ST）より軽度の口腔内過敏があると評価受ける
1月　3歳になり施設を1日単位で利用することになり，おやつの提供が開始される

【栄養評価】
⑴摂取量：主食 大さじ1〜2程度。汁ものを好む。牛乳25 mL 摂取できる日が増えた。
⑵摂取機能：飲み込み獲得を達成後は形態を少しずつ残る中期程度へ変更し，とりこみと押しつぶし食べへ移行。口蓋裂手術後の違和感はない様子だが，押しつぶし食べは食材の食感によっては押し出してしまう。
⑶食具：自分で食べる姿が見られるようになるが意欲にむらがある。操作性に困難さがあり，食べこぼしが多い。

【栄養課題】
・体調を崩すと経口摂取の継続が困難。注入も嘔吐することがあり，低血糖症状あり。
・歯があるが，口腔機能は咀嚼までは至っていない。
・歩行に向けて成長が見られており，身体活動量の把握も確認していく必要あり。
・母親の食へのニーズは大きく，家庭での具体的な食支援についても介入が必要。

事例8　摂食機能を考慮した発達支援（ピエール・ロバン症候群）

3歳11か月　〈3回目〉

【栄養ケアの目標】 生活リズムの安定と友達との食事をすることで，食事の時間を楽しみにできるよう，楽しく食事をする経験を増やす

【栄養ケアの実施】

1日単独通園。職員による一部食事介助。食具ステンレス製スプーン・フォークの使用。身体を動かして遊び，食事を迎えるようにする。大人が声掛けをしながら一緒に食べる中で一口でも味わえるよう，また噛むことを経験できる食材の摂取も促す。

身体状況	栄養補給		
身　長 91.7 cm（−2.0SD） 体　重 10.5 kg（−2.6SD） ％標準 BMI 80.6％	栄 養 量	必要量	エネルギー　235 kcal/食　（77 kcal/kg/日）
		補給量	エネルギー　262 kcal/食　（離62＋経200） たんぱく質　10.4 g/食
	補給内容	ルート	経口（離乳食），経管（経鼻胃管）併用
		内　容	**離乳食** 中期形態　主食軟飯　軟菜きざみ食 おやつ（幼児） **経　管** 昼 食 時 200 mL 注 入（ラ コ ー ル 1000 kcal/日）

成長・発達　　手押し→歩行，大人とのやりとり

【ミールラウンド】

4月　　遊び食べがみられ，食事が進まない

5月　　脱水，低血糖で入院し，L−カルニチンの低下を指摘され服薬開始となる

6月　　家庭で主食（米飯）を食べるようになり，施設でも児の意欲を考え幼児食（軟菜）を検討

7月　　食べこぼしが目立つ背景に，食器の中身がなくなることでほめてもらえるという認識が児にあることに気づく

　　　　空腹感の訴えが少なく，経腸栄養剤注入時間の変更を検討する

10月　　口蓋裂手術（頬粘膜弁切り離し手術）が施行される

11月　　胃腸炎で低血糖がみられ入院，退院後から離乳食中期〜後期に合わせた食事で粥を主食とし少量ずつ盛り付けする

　　　　経管栄養の注入時間を昼食後に変更

　　　　施設外で嚥下評価を受ける

1月　　注入時間と量を変更し，ラコール 800 mL/日（1日3回）としたが，低血糖なく経過術後より食事，言葉の両面で改善しているとST が評価

【栄養評価】

(1)摂取量：主食大さじ2〜3程度。汁ものを好む。牛乳50 mL とれる日が増えた。

(2)摂取機能：押しつぶし食べ。顎の力がまだ弱いが，まとまりのあるやわらかいものや，味がしっかりしているものを好んで食べる。かじりとりができるようになる。食器を持って飲む，ストロー使用はできる。

(3)食具：操作性に困難さがまだあり，食べこぼしが多い。食事時間は30〜40分かかる。周囲と楽しみながら食事ができている。

【栄養課題】

・食べやすさを重視した食形態で食事量と摂取エネルギー量の増加を継続する。

・カルニチン不足がある（十分な栄養補給ができていない）。

・家庭と園での食事状況を共有しながら食事評価をしていく。

・咀嚼の育ちを促していく。

第3章　事例紹介

4歳8か月　〈4回目〉			
【栄養ケアの目標】 自分のできる方法でたくさん食べ，食べたい気持ちを大切に食事を楽しむ			

【栄養ケアの実施】
・本児の食べたい気持ちを大切にし，食事が楽しい時間となるようにする。
・食形態は園と家庭と一緒に進めていく。
・幼稚園に向けて食事のマナーも無理なく身につけていく。

身体状況	栄養補給		
身　　長 98.0 cm（－1.9SD） 体　　重 11.4 kg（－2.5SD） ％標準 BMI 76.8%	栄 養 量	必要量	エネルギー　264 kcal/食（76 kcal/kg/日）
		補給量	エネルギー　341 kcal/食（離141＋経200） たんぱく質　12.1 g/食
	補給内容	ルート	経口（離乳食），経管（経鼻胃管）併用
		内　容	**離乳食**　中期～後期形態　主食軟飯　主菜・副菜は咀嚼を促す　その都度形態調整　主食軟飯 90 g　平均 300 kcal 強を食事で摂取。給食完食する日が多くなった。おやつ（幼児）は提供の1/2～全量。 **経　管**　昼食時 200 mL 注入（ラコール 800 kcal/日） 途中から中止となる
成長・発達　　歩行安定，友達とのやりとり			

【栄養評価】
・押しつぶし食べが主流。軟菜対応だが少しずつ形態を幼児食にあわせる日も増やし，奥歯で噛んで飲み込む一連の流れができる日が増えた。
・かじりとりは，以前は支援者に促されていたが，自分から取り込む姿勢が出てきた。
・食事時間が30分程度で食べられる日も増えた。
・食具の操作性は，後期になり下手持ちから3点持ちへステップアップした。

【栄養課題】
・口腔機能は未熟な部分があり，今後の咀嚼の育ちを促す働きかけは必要。
・幼稚園移行に向けた併用が本格的に始まるので，食事時間を意識したかかわりも必要。
・経管栄養の中止に当たって，体重や成長・発達を確認していきながら，児にとって必要な栄養が確保できるよう，母親へのフォローアップが継続できるとよい。

⑤ 栄養ケアの結果評価

　身体づくり，**食事量の増加**を通して体調を崩すことが少なくなり，注入後の嘔吐が減少。**経口摂取が維持**でき，食事量が増加したことも**体重増加に寄与**している。栄養ケア3年目の12月より低血糖はなく経過できている。

事例8　摂食機能を考慮した発達支援（ピエール・ロバン症候群）

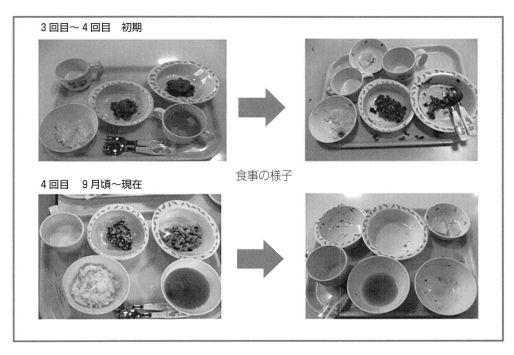

食事の様子

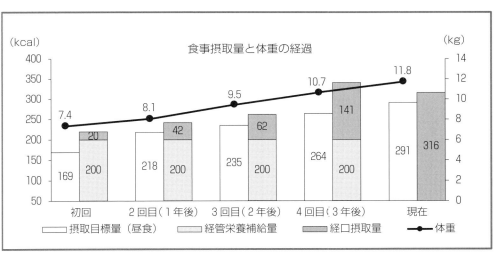

第3章　事例紹介

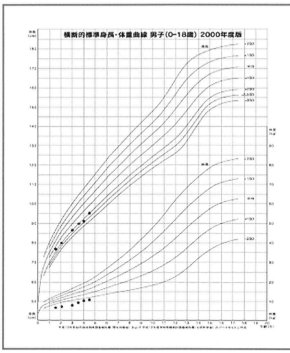

評　価

◆栄養ケア時から4年で身長は18.5cm，体重は3.9kgの増加となった。

◆身長・体重の成長曲線は－2SD付近を推移しているが緩やかな成長を確認できている。

◆経口摂取量は停滞期も長かったが徐々に増加し，経管栄養を減らし，一部中止した後も体重の維持，増加が認められた。

結果へつながったポイント

・手術による器質的な変化は口腔内の違和感を減少させた（感覚過敏の傾向はみられていた）。

・注入時刻の変更は空腹感をもたらし，「食べたい」意欲を引き出すことができたと考えられる。苦手なものも挑戦するようになり，いろいろな味を通した食経験が食への関心を高めることにもつながった。

・施設栄養士の役割として管理責任者，担当支援員，調理員と連携し，日々の献立によって対応を変化させながら提供することができた。給食管理において，個別対応の限界もあったが，家庭支援も含めた取り組みができた。

・継続した身体づくりを支援の基盤としてきたことで，施設内の総合評価における発達の検査において，運動感覚（姿勢，移動，技巧），言語（受容，表出），社会性（対人関係）すべてに成長が見られたことから，多職種による発達支援の視点とその取り組みが児の意欲や自信を高め，食べる力につながったと思われる。

事例 8　摂食機能を考慮した発達支援（ピエール・ロバン症候群）

現在の状況

　施設と家庭（母親による食事記録）での摂取量のフィードバックをケア 3 年目より継続して実施している。経口摂取量を数値化することで変化を実感しやすくなった。対象児は摂取量が増え，その年の10月下旬より昼食後の経管での注入（200 mL）が中止となった。現在は夕食後，朝食の順で注入量を減らし，1 日の必要量の約半分を経口摂取できるまで移行している。摂取エネルギー，体重も維持されている。幼稚園との併用通園も始まり，幼稚園側に食形態についての引き継ぎを行った。食具も作業療法士との連携のもと，箸へと移行している。

　翌年には当施設を退園し，幼稚園へ完全移行となった。食事提供も発達支援の一環として取り組んでいる現場では，食支援が糸口となる子どもも少なくない。今回のケースも同様である。子どもと親の育ちを多職種で支えている。私も自分の足で支援現場へ出向き，喜びや難しさを同じ支援者として共有し食事作りにつなげていくこと，また食べる側と食事を作る側をつなげていくことも大切な役割と認識しながら日々の業務に向き合っている。

施設概要

　児童発達支援センターにじいろキッズらいふ（長野県長野市）として，2013年 7 月に開所。地域の発達障害児，医療ケアの必要な児など様々な障害のある児童の支援を中心とした活動の中で食事提供サービスを実施。支援スタッフの一人として栄養士も健康増進，QOL向上のための連携を実践している。

事例9 　特別支援学校での多職種連携による食事の 支援（感覚過敏・鈍麻がある自閉症）

感覚過敏・鈍麻がある自閉症児に対し，管理栄養士，言語聴覚士（ST），
作業療法士（OT）などが連携したミールラウンドと食事の支援

吉川　達哉*

疾患概要

　自閉症とは，先天的な脳の機能障害によって生じる発達障害の1つである。2013年に改
訂された米国精神医学会の「精神疾患の診断・統計マニュアル第5版（DSM-5）」では，
自閉スペクトラム症／自閉症スペクトラム障害（autism spectrum disorders：ASD）として
定義されている。ASDは，社会的コミュニケーションおよび相互関係における持続的障
害，限定された反復する様式の行動，興味，活動を主徴として，これらの症状が社会や職
業に重大な障害を引き起こしてしまう。また，症状は発達早期の段階で必ず出現するが，
後になって明らかになるものもあり，どの年齢でも発症する（発見される）ことがある発
達障害である。さらにDSM-5では，ASDの診断基準に感覚の過敏や鈍麻が追加されて
いる。

1 背　景

　6歳9か月の男児。39週に正常分娩にて出生（身長47.2 cm　体重2850 g）。1歳6か月の
時に自閉症スペクトラム障害と診断された。既往歴は特になく，軽度知的障害（療育手帳
区分B2）である。

経　緯

　入学前面談時，食事に関して「特に問題はなく，療育センターでは普通食を食べてい
る」と記載あり。入学から1か月が経ち，食べ物をうまく取り込むことができないために
ほかの児童に比べて食事時間が長く，後半に疲れてしまうこと，平均的な摂取量が少ない
ことから専門職相談へ依頼があった。

＊神奈川県立鎌倉養護学校

2 栄養アセスメント

<u>主訴（Subject）</u>

食べ物がうまく取り込めなく，平均的食事摂取量が少ない。

<u>客観的情報（Objective Data）</u>

①**身 体 状 況**　身長 113.0 cm（−1.0SD），体重 19.0 kg（−0.9SD），%標準 BMI 67.6%，
肥満度※：−3.6%（標準）

※肥満度＝（実測体重−身長別標準体重）／身長別標準体重×100

②**身体的特徴**　特になし。

③**成長・発達**　運動面は座位が可能だが，時々ずり落ちたり，背すじを突っ張ってのけ
ぞったりする。

④**栄 養 補 給**

必要栄養量

エネルギー	440 kcal/食 （基礎代謝量（基礎代謝基準値×現体重）×身体活動レベル（6歳児「Ⅱふつう」）＋エネルギー蓄積量＝（44.3×19.0）×1.55＋15≒1320（kcal/日））
たんぱく質	22.8 g/日（体重1 kgあたり1.2 g）
水　　分	1900 mL/日

栄養補給量

エネルギー	350 kcal/食

栄養補給内容

ルート	経口

⑤**摂 食 行 動**

・口の中に入ってきたスプーンに対して口唇閉鎖がみられず，スプーンを口の奥に突っ
込み，食べ物を落とすようにして食べる。

・スプーンを奥歯で噛むようにする行為が見られる。

・舌とあごは左右の動きが見られていたが，口角は左右対称である。

・平均食事時間30〜40分である。

<u>課　題</u>

・食べ物をうまく取り込むことができない。

・食事開始直後は食事の受け入れがよく，意欲的に食べているが，後半は食事を食べる
速度が下がり，食べきれないことがある。

第3章　事例紹介

❸ 栄養診断・栄養ケア計画

（1）栄養診断

　P：エネルギーの不十分な摂取

　E：口腔（特に上唇）の感覚過敏の可能性があること

　　　摂食機能が未発達であること

　　　食事摂取量に影響を及ぼす座位保持の困難があること

　S：給食摂取量　平均7割（約350 kcal　児の推定必要量の約8割）

（2）栄養ケア計画〈初回〉

【目　標】

　対象児に適切な食事環境を整え，エネルギー摂取量を充足させ，児のQOL向上を図る

【計　画】

　管理栄養士：感覚過敏と座位保持困難の課題解決後の給食摂取状況を観察し，必要に応
　　　　　　　じて，摂食・嚥下機能に適した食形態に変更する

　言語聴覚士（ST）：上唇の感覚過敏に対して，スプーンの材質を通常のステンレス製か
　　　　　　　　　　らシリコン製へ変更する

　作業療法士（OT）：座位保持の困難に対して，座位保持椅子を使用することにより座位
　　　　　　　　　　の安定を図る

❹ 栄養ケアの実施・経過観察

〈1週間後〉

【栄養ケアの実施】

専門多職種によるミールラウンドの実施

　食　　具　シリコンスプーンを使用し，上唇を閉じて食べ物を取り込むことができるよ
　　　　　　うになった。

　　　　　　舌とあごの動き，口角の動きともに変化なし。

　姿　　勢　座位保持椅子の使用により，食事中の座位が安定することで姿勢がよくなり，
　　　　　　背筋をつっぱること，のけぞることが少なくなった。

　食事摂取　必要栄養素量，摂取栄養素量ともに栄養ケア前との変化はなかった。

　　　　　　授業参観の給食見学を利用して，保護者に対象児の食形態や家庭の様子につ
　　　　　　いて管理栄養士が改めて聞き取りを実施し，「学校給食の普通食は主食，副食
　　　　　　ともに療育センターの普通食に比べてかためである」「自宅での食事摂取時に
　　　　　　もずり落ちることが多く，安定した姿勢を保持することができていなかった」
　　　　　　ということが確認された。

事例9　特別支援学校での多職種連携による食事の支援（感覚過敏・鈍麻がある自閉症）

課　題

摂取量に変化がなかったことから，食形態の変更および調整が必要であると判断。

栄養ケア計画

【目　標】

対象児に適切な食形態を整え，児の QOL 向上を図る

【計　画】

管理栄養士：主食，副食の食形態を普通食から後期食（離乳食後期に相当）へ変更する

ST，OT：家庭でもシリコンスプーンを使用し，座位保持椅子の代わりにクッションを
　　　　　使って座位を安定させる

〈3週間後〉

【栄養ケアの実施】

専門多職種によるミールラウンドの実施

食事摂取 ・摂取エネルギー量は450 kcal/食に増加した。

・主食は米：水＝1：4の軟飯，パンの場合は牛乳に浸す。副食は圧力鍋で15分調理し，歯茎で容易に噛むことができるやわらかさに調整し，汁には弱いとろみ（フレンチドレッシング状）をつけたことにより，取り込み後の食べ物を臼歯へ移動させ，すりつぶすということが多く見られるようになった。

・盛付の変更：汁気が多い料理は汁と具を別に盛りつけ，具と汁を交互に食べさせることで，口腔内の残渣が少なくなった。

・食事摂取時間では，平均25分集中して食べることができるようになった。

食　　具 ・シリコンスプーンの継続使用。

・食物の取り込みはさらに上達し，口腔内に突っ込むことや，スプーンを噛む動作も見られなくなった。

栄養ケア前	栄養ケア後〈4か月後〉
身　長 113.0 cm（−1.0SD） 体　重 19.0 kg（−0.9SD） 肥満度 −3.6%（正常） BMI 14.9（kg/㎡） %標準 BMI 67.6%	身　長 117.0 cm（−0.6SD） 体　重 21.0 kg（−0.5SD） 肥満度 −0.7%（正常） BMI 15.3（kg/㎡） %標準 BMI 73.2%
摂取量　7割 　エネルギー　約350 kcal/食 　　　　　　（推定必要量の8割）	摂取量　10割 　エネルギー　約450 kcal/食 　　　　　　（推定必要量の10割）

第3章　事例紹介

5 栄養ケアの結果評価

　本事例では，学級担任からの依頼により管理栄養士（学校栄養職員），ST，OT が連携し，対象児の食事にかかわる環境や食形態に対する栄養ケアを行った。初回のミールラウンドに基づいた栄養ケア計画（食具の変更，座位の安定化）の結果，エネルギー摂取が十分ではない要因となった「口腔（特に上唇）の感覚過敏の可能性があること」「食事摂取量に影響を及ぼす座位保持の困難があること」が改善され，「食べ物をうまく取り込めない」という学級担任の主訴は改善された。また，栄養ケア開始1週間後において児の給食摂取量は増加が見られなかった。しかし，食事内容について保護者に詳細の聞き取りを行い，対象児の摂食機能に適した食形態を検討，提供したことによって，「摂食機能が未発達であること」に対応した食形態となり，栄養管理上の問題である「不十分なエネルギー摂取」が改善された。食形態の調整によって給食の食事時間は平均して25分と初回のミールラウンドに比べて短縮しており，食事途中で疲れてしまうということがなくなった。その結果，4か月後の身体計測では身長，体重ともに緩やかに増加している。

現在の状況

　初回の栄養ケアから6か月後，対象児はシリコンスプーンと座位保持椅子を継続して使用し，給食を全量摂取している。栄養ケア3か月後に学校が夏休みに入ったが，クッションによる座位保持，シリコンスプーン使用を家庭で継続し，給食の食形態同様の食事を摂取したことにより，6か月後の身体計測では身長，体重が緩やかに増加している。今後も継続して定期的に摂食機能評価と身体の発育状況の観察を行い，対象児に適切な食事が提供されるように専門職と学級担任，保護者と連携をしていく必要がある。

本事例における要点

　自閉症スペクトラム障害の子どもたちは，外部環境や内部（体内感覚）からの情報に過敏であることや鈍い（鈍麻）ことが多くある。このことは，食事においても少なからず影響を及ぼす。本事例では，口腔の感覚過敏が原因で食事の取り込み不全が生じていた。

　また，対象児（者）の生活の場が変更するとき（就学，入所，入院など）は，対象者のQOL を維持，向上することが求められる。食事に関しては，栄養価や嗜好性に加えて，食形態も詳細な確認が必要である。食形態は施設や病院，学校等で名称が異なることや，同じ名称でもやわらかさや，調理方法が異なることがあるため，専門職同士できめ細やかな引継ぎをすることが大切である。

事例9　特別支援学校での多職種連携による食事の支援（感覚過敏・鈍麻がある自閉症）

施設概要

　特別支援学校における栄養ケアの中心は給食と個別相談である。給食は，児童生徒の摂食・嚥下機能にあわせて，常食，なめらかなペースト状（離乳食初期相当），舌で押しつぶすことができる形状（離乳食中期相当），歯茎で容易にかむことができる形状（離乳食後期相当）を選択している。特別支援学校には養護教諭，看護師，理学療法士（PT），OT，STなどのリハビリ職，心理士等の専門職種が配置されていることがあるため，これらの専門職と協働しながら子どもたちの食事を支援している。

　本校では，給食の量（栄養価）は文部科学省が定める学校給食実施基準をもとに本校に在籍する児童生徒の実態を考慮して決定している。食形態は，保護者からの申し出をもとに決定するが，栄養教諭・学校栄養職員や専門職（ST，OT）が適宜行っているミールラウンドや学級担任からの相談により随時見直しを行っている。また，個別相談はミールラウンドや学級担任からの依頼のほか，養護教諭が定期的に行う身体計測の結果からも対象児童生徒をスクリーニングしている。体格指数（BMI，カウプ指数，ローレル指数）を用いた肥満傾向とやせ傾向，成長曲線を用いた急激な体重変化をスクリーニング項目として児童生徒を抽出し，適宜栄養教諭・学校栄養職員，保護者と連携し，個別指導を行っている。

事例 10　ケトン食の症例（GLUT-1欠損症）

乳児期早期から様々な神経症状を呈する GLUT-1 欠損症児に対し，治療の第一選択となるケトン食療法の支援

西本　裕紀子*

疾患概要

　グルコーストランスポーター 1（glucose transpoter 1; GLUT-1）は脳の微細血管に存在しグルコースを脳内に取り込むのに不可欠な膜たんぱくであり，GLUT-1 欠損症は，脳のエネルギー源としてのグルコースが慢性的に不足することよって引き起こされる代謝性脳症である。乳児期早期から難治性てんかん発作，発達遅滞，異常眼球運動，失調，ジストニアなど様々な神経症状を呈する。日本人患者は数十人の報告がある。治療はケトン食療法が第一選択となる。ケトン食により体内で産生されるケトン体は，グルコースとは別の経路で脳のエネルギー源となり（図）*，神経症状の予防・改善が期待できる。成長・発達に伴い脳に多大なエネルギーを必要とする乳幼児期・学童期には必須であり，より早期に診断し食事療法を開始することは極めて重要である。

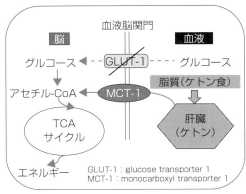

GLUT-1欠損症におけるケトン食療法の有効性*

＊脳内に有害物質が侵入するのを防ぐ脳関門では，GLUT-1がグルコース輸送を担っている。脳関門にもうひとつの物質輸送経路である MOT があり，このうち MCT-1 は乳酸の輸送を担っているが，この MCT-1 を介してケトン体は脳内に取り込まれる。

ケトン食

　ケトン食とは，体内でケトン体が多く産生されるように考案された高脂肪・低糖質の食事であり，それによって難治性てんかんや，GLUT-1 欠損症などの先天代謝異常の改善が可能となる。ケトン食の作用機序は，難治性てんかんと GLUT-1 欠損症では異なる。難治性てんかんでのケトン食の作用機序は，①ケトン体自身による作用，②糖質制限による血糖安定化に伴う作用，③遊離脂肪酸によるミトコンドリア機能改善による神経保護作用などが報告されており，抗てんかん薬による効果が不十分な場合に適応となり，ケトン食が

＊大阪母子医療センター

事例10　ケトン食の症例（GLUT-1欠損症）

無効と判断された場合は終了することが可能である。一方，GLUT-1欠損症では，脳への
グルコースの取り込みに障害があり，ケトン体が別経路で脳のエネルギー源となり神経症
状を改善するため，治療の第一選択となり長期にわたる継続が必須である。ケトン食のケ
トン値（向ケトン物質の反ケトン物質に対する重量比）は，高いほど有効であることは明らか
であるが，GLUT-1欠損症においては低いケトン値でも症状の改善がみられる。ケトン食
は既に数種類の方法で確立されているが，いずれも家族と異なるメニューで煩雑なケトン
比の計算をしながらの厳しい食事制限が必要となるため，継続困難となりドロップアウト
してしまうケースが多い。また，6年以上ケトン食を継続した例では成長障害の副作用が
報告されている。

❶ 背　景

　4歳2か月女児。在胎41週0日，2652gで正常に出生。生後2か月からてんかんが発
症。4歳1か月の時にGLUT-1欠損症と診断された。

経緯

　生後2か月からてんかんを発症し，バルプロ酸（VPA）投与で発作回数は減少するが抑
制には至らず，その後も年単位の発作を認め，精神発達遅滞，失調性歩行と空腹時の眼球
異常運動が認められた。4歳0か月時に精査目的で入院となった。頭部MRI，脳波，血
液の異常なく，髄液糖24 mg/dL（空腹時）と低値（同時血糖81 mg/dL，髄液糖*/血糖比
0.29），赤血球の糖取り込み能低下を認め，GLUT-1欠損症と診断された。

＊髄液糖はすべて血糖に由来する糖で，GLUT-1欠損症では低血糖不在下で髄液糖40 mg/dL以下，血糖
比0.45以下を呈する。

❷ 栄養アセスメント

主訴（Subject）

服薬で十分なコントロールができないてんかん発作があり，精神発達遅滞，失調性歩
行，空腹時の眼球異常運動の症状もある。

客観的情報（Objective Data）

①**身体状況**　身長99.9 cm（−0.18 SD），体重14.9 kg（−0.32 SD），BMI 14.9（kg/㎡），
　　　　　　％標準BMI　97％

②**身体的特徴**　空腹時の眼球異常運動。

③**成長・発達**　成長は順調。精神発達遅滞，失調性歩行。

89

第3章　事例紹介

④栄養補給

必要栄養量（ケトン食として）

エネルギー	1400 kcal/日　　（94 kcal/kg/日） （日本人の食事摂取基準2015年版によるエネルギー必要量1200 kcal/日と実摂取量1556 kcal/日，体格経過から，初期設定として1400 kcal）
たんぱく質	55 g/日　　（3.7 g/kg/日） （エネルギー比率として10~20％Eを目安に1日の総ケトン値を1.2~1.5になるよう算定）
脂　　　質	110 g/日　　（7.4 g/kg/日） （エネルギー比率として10~20％Eを目安に1日の総ケトン値を1.2~1.5になるよう算定）
炭 水 化 物	45 g/日　　（3.0 g/kg/日）
ケ ト ン 値	1.2~1.5/日（食事療法継続が可能なレベルとして設定）

栄養摂取量（これまでの家庭での摂取量）

エネルギー	1550 kcal/日　（104 kcal/kg/日）
たんぱく質	47 g/日　　（3.2 g/kg/日）
脂　　　質	50 g/日　　（3.4 g/kg/日）
炭 水 化 物	230 g/日　　（15.4 g/kg/日）
ケ ト ン 値	0.2/日

栄養補給内容

ルート	経口（年齢相当）

⑤環　　　　境

　　介入時は発達遅延のために療育園に通園していた。母子家庭で母の児への愛着は深く，本稀少疾患についても熱心に勉強し，GLUT-1患者会活動にも取り組んでいる。通所施設へは，栄養士が文書で協力依頼を行い，適切に給食の対応をしてもらうことができた。

<u>課　題</u>

・GLUT-1欠損症の治療としてケトン食療法の継続が必要である。

・神経症状の改善を図るためにケトン食療法の継続が必要である。

・児にとっての順調な発育を維持するためには年齢・体格に応じた適切なエネルギーおよび栄養量が必要である。

❸ 栄養診断・栄養ケア計画

（1）栄養診断

①P：栄養状態は良好である

E：摂取栄養量，エネルギー量は必要量を充足できている

　S：身長 99.9 cm（−0.18 SD），体重 14.9 kg（−0.32 SD），BMI 14.9 kg/㎡（身長，体重，
　　　BMI は標準的である）

②P：エネルギー比が適切でない

　E：GLUT-1欠損症である

　S：てんかん発作がみられ，失調性歩行など症状コントロールができていない

（2）栄養ケア計画

【目　標】

GLUT-1欠損症の治療としてケトン食療法を継続し母児の QOL を改善する

【計　画】

①ケトン値は，長期に継続できる範囲内で治療に有効なレベルに設定する

②年齢にあわせた栄養量を設定する

③通所施設での給食について具体的な摂取方法を提示する

4 栄養ケアの実施・経過観察

4歳2か月～10歳9か月			
【栄養ケアの実施】　年齢に合わせた栄養量の調整・設定。ケトン食の具体的な摂取方法の提示。成長評価観察。			
身体状況	**栄養補給**		
身　長 99.9 cm（−0.2SD） 体　重 14.9 kg（−0.3SD） BMI 14.9 kg/㎡ ％標準 BMI 97％	栄 養 量	目標量	エネルギー 1359 kcal/日（85 kcal/kg/日） たんぱく質 45.7 g/日，脂質 60.5 g/日， 炭水化物 105.6 g/日，ケトン値 1.2/日
	補給内容	ルート	経口（年齢相当）
		内　容	・ケトン値1の3度の食事と空腹時にケトン値2～3の補食。 ・通所施設での食事調整：主食の減量，副食はいも類，麺類，糖質の多い野菜の除去。ケトンフォーミュラ明治817B にマクトンパウダーを添加したものを午前・午後の間食時に摂取する。（p.93，食品構成参照）
成長・発達　神経症状改善，てんかん発作の消失，体格も順調に成長。発達の後退は見られない。			
【栄養評価】 (1)病態の安定は，食事のケトン値が1.2～1.5程度で安定すると，3-OHB[*]が500～1000 μmol/L，尿ケトスティックス[**]+2～+3で推移し，てんかん発作等が消失し神経症状が改善した。 (2)母児の QOL は，間食等は園の協力があり予定通り摂取できたが，シックデイ[***]で食事摂取量が減少すると，眼球異常運動がみられ対応に苦慮することもあった。就学後は，学校給食を調整してもらい，間食の摂取も安定し，神経症状の改善とともに，児なりの発達もみられ楽しく通学し決められた日程をこなせるようになった。			

第3章　事例紹介

＊3-OHBとは，ケトン体のひとつで遊離脂肪酸の代謝で産生される。酸性物質のため予備量を超えるとケトアシドーシスとなる。基準値は75〜85 μmol/L。
＊＊ケトスティックスとは，尿中のケトン体を定性・定量検査紙のこと。基準は（−）。
＊＊＊シックデイとは，主たる疾患以外の感染症にかかったときのことをいう。

11歳〜12歳　栄養ケアの見直し
12歳4か月から13歳5か月　経過

【経　緯】
　思春期発来の11歳から，脱力・意識減損のエピソードが月に2〜3回出現し，眼球異常運動や失調症状が出現するようになった。12歳時には脳波の悪化や空腹時欠伸発作も認められた。12歳3か月で初潮もあり，3-OHB　166-776 μmol/L，尿ケトスティックス±とケトン食の効果の減弱がみられた。ケトン値調整目的で12歳4か月の時に入院加療となる。

【栄養ケアの目標】
　ケトン値をアップしケトン体産生を促し，GLUT-1欠損症に対するケトン食の治療的効果を向上させ神経症状の改善を図る

【栄養ケアの実施】
①入院でケトン値を2.5〜3.0の高ケトン食を導入する。
②食事量は年齢に応じて適宜増量する。
③在宅での高ケトン食継続に向けてのプロトコルの作成と栄養・食事相談を実施する。

身体状況	栄養補給		
身　　長 151.5 cm（mean） 体　　重 38.7 kg（−0.6SD） BMI 16.9 kg/㎡ ％標準BMI 91%	栄 養 量	目標量	エネルギー 2200 kcal/日（57 kcal/kg/日） たんぱく質 60.0 g/日，脂質 202 g/日， 炭水化物　32 g/日，ケトン値 2.5〜3.0/日
		入院前 摂取量	エネルギー 2116 kcal/日（55 kcal/kg/日） たんぱく質 83.7 g/日，脂質 167 g/日， 炭水化物 74 g/日，ケトン値 1.2/日
	補給内容	ルート	経口年齢相当
		内　容	学校では，主食の減量，副食はいも類，麺類，糖質の多い野菜の除去。ケトンフォーミュラ明治817Bにマクトンパウダーを添加したものを給食時，午前・午後の間食時に摂取する。 （p.93，食品構成参照）

【ミールラウンド経過】
・入院前　　　3-OHB　166-776 μmol/L（中央値258 μmol/L）
・入院2日目　ケトン値2の食事全量摂取後，3-OHBは2000 μmol/Lと改善
・入院7日目　ケトン値3の食事全量摂取後，空腹時の脳波徐波の改善，非定型欠伸発作の消失と改善みられたが，失調症状は明らかな改善みられなかった
・入院15日目　3-OHB　3555 μmol/L

【栄養評価】
⑴症状はケトン値3の食事で検査上の改善や症状の改善が明らかにみられる。しかし，夕方の空腹時の失調症状がみられ，ケトン値3の食事においても失調症状は改善していない。
⑵ケトン食に対する受け入れは，患児自身がケトン値が高くなることで米飯などの摂取が食べられないことを理解し，受け入れることができている。

事例10 ケトン食の症例（GLUT-1欠損症）

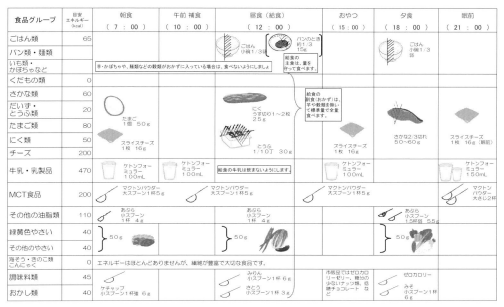

4歳2か月の食品構成表

1日目標量：ケトン値1.2～1.5，エネルギー1400 kcal，たんぱく質55 g，脂肪110 g，炭水化物45 g

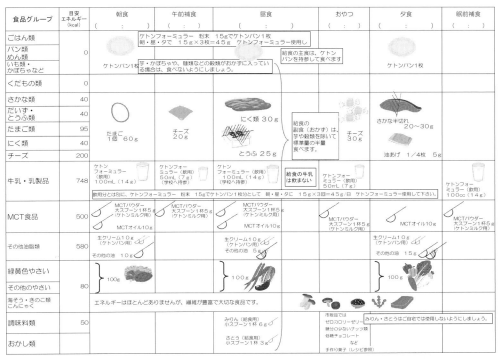

12歳4か月時の食品構成表

1日目標量：ケトン値2.5～3.0，エネルギー2200 kcal，たんぱく質60 g，脂肪202 g，炭水化物32 g

第3章 事例紹介

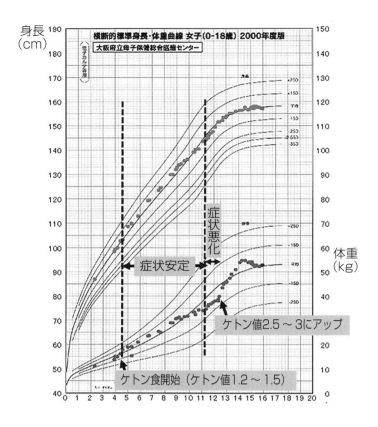

5 栄養ケアの結果評価

〈4歳2か月～11歳〉

　患児と家族の食生活全体を把握し，療育園・学校の協力を得て，無理の無いケトン値の食事と，高ケトン値の補食を組み合わせることで，症状が改善するレベルの血中ケトン体濃度を維持できた。ケトン食療法が継続でき，神経症状の改善とてんかん発作の消失が認められ，順調な成長が維持でき，母児のQOLが改善した。

〈12歳4か月～退院後〉

　入院加療により，検査結果上の改善が得られる高ケトン食を導入することで，ケトン体生成量を増加させ，脳波と欠伸発作の改善が得られた。しかし，高ケトン食によっても失調症状の明らかな改善が認められないことから，有効で無理の無い食事療法を継続することを優先し，ケトン値を上げる食材やメニューの提案を積極的に行うことで，在宅ではケトン値2.5のケトン食が継続でき，3-OHB 1600~3500 μmol/L 程度で維持できている。高脂血症などの副作用もなく，順調な成長がみられるようになっている。

　疾患の特性上，ケトン食が継続できることを優先し，キーパーソンである母親の負担感や思いを栄養士が主治医へ伝達することで，母児の状況に適応した治療方針を立てること

事例10 ケトン食の症例（GLUT-1欠損症）

ができた。

現在の状況
〈15歳5か月時〉
　思春期の身長スパートが過ぎても，食欲があり体重増加率が止まらなかったため，ケトンフォーミュラの摂取量を減量し，神経症状の悪化がないかどうかを確認しながら，適量を継続し体重の増加も落ち着いた。

今後の課題
　今後は，母親が不在時の宿泊学習や，空腹時の補食に適切な食材等の提案，児なりの自立に向けたサポートが必要である。また，特殊ミルク供給事業補助金が打ちきりとなる成人に向けて，特殊ミルクの利用を減らした抵糖質高脂肪のメニュー提案をしていく必要がある。

施設概要
　病床数375床の高度先進医療を行う周産期小児専門病院である。
　栄養管理室は消化器・内分泌科主任部長が栄養管理室長を兼務し，副室長（管理栄養士）1名，管理栄養士3名である。給食業務は外部委託している。

参考文献
・De Vivo DC. Trifletti RR. Jacobson RI, et al. : Defecitive glucose transport across the blood-brain barrier as a cause of persistent hypoglycorrhachia, seizures, and developmental delay. N Engl J Med; 325; pp.703-709, 1991.
・Klepper J. Leiendecker B. : GLUT-1 deficiency syndrome 2007 update. Dev Med Child Neurol 49: pp.707-716, 2007.
・Pong AW. Geart BR. Engelstad KM. et al. : Glucose transporter type 1 deficiency syndrome: Epilepsy phenotypes and outcomes. Epilepsia 53: pp.1503-1510, 2012.
・Ramm-Pettersen A. Nakken KO. Skogseid IM. et al. : Good outcome in patients with early dietary treatment of GLUT-1 deficiency syndrome: results from a retrospective Norwegian study. Dev Med Child Neurol 55: pp.440-7, 2013.
・西本裕紀子，柳原恵子，麻原明美ほか：ケトン食のケトン体算出法に関する研究―GLUT-1欠損症患者の保護者アンケートを用いた検討（第1報）―．日臨栄会誌 in press.
・藤井達哉編：改訂第2版ケトン食の基礎から実践まで～ケトン食に関わるすべての方へ～，診断と治療社，2018.
・藤本礼尚ほか：難治性成人てんかんにおける修正アトキンス食療法．Epilepsy 10（2）：pp.113-114，2016.
・小国美也子ほか：難治性てんかんにおけるケトン食療法―古典的ケトン食療法からアトキンス食変法まで，医学のあゆみ 232（10）：pp.1056-1061, 2010.
・Vining, EP. et al. : Growth of children on the ketogenic diet. Dev. Med. Child Neurol. 44: pp.796-802, 2002.
・柳原恵子：糖輸送担体1異常症（グルコーストランスポーター1異常症）．小児内科　38増刊号：pp.714-515，2006.
・柳原恵子，西本裕紀子：GLUT-1欠損症．（藤井達哉，永井利三郎編：改訂第2版ケトン食の基礎から実践まで―ケトン食に関わるすべての方へ―，診断と治療社）pp.88-92，2018.

第 3 章　事例紹介

・西本裕紀子，柳原恵子，麻原明美ほか：独自のケトン食療法（SEC 法）の有用性に関する研究
　—GLUT-1欠損症患者の保護者アンケートを用いた検討（第 2 版)—．日臨栄会誌 in press.

事例 11　糖原病をもつ自閉症の子どもへの支援

糖原病Ⅵ型の頻回な糖質摂取を実施するにあたり，自閉症傾向による食事へのこだわりに配慮した例

上田まなみ[*]，齊田真理[*]

疾患概要

　糖原病（glycogen storage disease：GSD）は，グリコーゲンの代謝経路の酵素やトランスポーターの異常によるグリコーゲンの合成と分解の障害により，組織にグリコーゲンが蓄積する先天性代謝異常症である。酵素の障害部位から現在Ⅰ〜Ⅸ型に分類されているが，グリコーゲンが蓄積する臓器によって肝型糖原病，筋型糖原病に大別されている。Ⅰ，Ⅲ，Ⅳ，Ⅵ，Ⅸ型は肝型であり，Ⅳ型以外は慢性に経過する。筋型に比べて肝型の出現頻度は高く，その中でもグルコース−6−ホスファターゼの障害によって起こるⅠa型がいずれの国でも高い。現在根本的な治療法はなく，慢性的に経過する肝型糖原病に対しては，適切な食事によって症状が改善するため，食事療法が治療の第一選択となる。

　本症例のⅥ型糖原病は，グリコーゲンの分解酵素に障害があり，小児期は著明な肝腫と肝機能異常がみられるが，糖新生の酵素には異常がないため低血糖は軽度な肝型糖原病である。

肝型糖原病の食事療法の基本

　食事摂取不良や食事間隔の延長による低血糖やケトーシスを予防するために，少量頻回食や間欠的な非加熱コーンスターチ投与を行う。非加熱コーンスターチは，0.25〜1 g/kgから開始し徐々に増量する。コーンスターチの投与は，毎食時，食後2，3時間後，就寝前を基準に，血糖値をみながら回数と量を調整する。乳児期では糖原病フォーミュラ（GSDミルク）を使用する。GSDミルクは昼用（GSD-D）と夜用（GSD-N）があり，夜用は低血糖を予防するために糖質が主成分となっている。低血糖の状況によって食事内容や哺乳量は調整する必要があり，SMBG（self-monitoring of blood glucose：自己血糖測定）やCGM（continuous glucose monitoring：持続血糖測定）で血糖推移を知ることが重要である。

　自閉症の疾患概要については事例9を参照。

＊済生会横浜市東部病院

第3章 事例紹介

1 背 景

　自閉症で糖原病Ⅵ型の3歳7か月の男児。1歳半の時に発熱が続くため，近医受診。肝機能異常を指摘され，腹部CTや酵素検査を行い，糖原病Ⅵ型と診断されたが，その後のフォローは全くされておらず，食事療法も特に指示されていなかった。3歳0か月の健診で中等度の自閉症を指摘された。

経　緯

　糖原病Ⅵ型にて他院で経過観察中，食事療法がうまくいっておらず，食事療法および肝生検目的で紹介。

2 栄養アセスメント

主訴（Subject）

　長いものに関心が強く，ストローや箸を見つけると一日中放さない。

客観的情報（Objective Data）

①**身 体 状 況**　身長 92 cm（−1.7 SD），体重 14 kg（−0.6 SD），BMI 16.5 kg/㎡，
　　　　　　　　％標準 BMI 105.8%

②**身体的特徴**　特になし。

③**成長・発達**　1歳6か月より独歩。

　　　　　　　　乳児期から人見知りがなく，現在は誰にでもついて行ってしまう。

　　　　　　　　言語：3歳で「ママ」などの単語，3歳5か月で2語文。

④**栄 養 補 給**

必要栄養量

エネルギー	1300 kcal/日 体重×基礎代謝基準値 54.8（3～5歳男児）×身体活動1.4＋蓄積量 200 kcal
たんぱく質	40～50 g/日

栄養補給量

エネルギー	800～900 kcal/日
たんぱく質	20 g/日

栄養補給内容

ルート	経口

内　容	7時
	〜7時30分　朝　食（麦茶と極小メロンパン2個，おにぎり2個，極小あんパン2個のいずれか）
	12時　　　　昼　食（通園施設の給食）
	14時　　　　おやつ（通園施設で牛乳，ウエハース1枚，極小ドーナッツ1個のいずれか）
	15時15分　おやつ（麦茶，ソフトせんべい2枚）
	16時30分　おやつ（麦茶，とうもろこし1/3本，ソフトせんべい1〜2枚）
	18時　　　　夕　食

⑤臨床検査

生化学検査：TP 7.8 g/dL，Alb 4.1 g/dL，T-Bil 1.0 mg/dL，AST 203 U/L，ALT 165 U/L，γ-GT 96 U/L，UA 8.7 mg/dL

尿検査：ケトン体定性4＋

⑥環　　　境

週5日通園施設へ送迎バスを利用して通っている（10時〜15時，昼食・15時補食提供あり）。

⑦そ　の　他

・食事に対する関心が強く，食事をした後でもすぐに何かを食べたがる。

・食にこだわりがある。

　　ヨーグルトやチーズは食べるが，牛乳を嫌う。

　　果物は何でも食べる。

　　ポテトチップスが好き。

　　パンはあんパンやメロンパンのみ食べる。

・高尿酸血症に対し，アプリルノール（ザイロリック）による治療が開始されている。

3 栄養診断・栄養ケア計画

（1）栄養診断

　P：1回の食事のエネルギー比が糖質に偏っている

　E：自閉症による食に対するこだわり，糖原病によるグリコーゲン利用障害

　S：体重増加不良，血糖値の急激な変化，低血糖と高血糖

（2）栄養ケア計画

【目　標】

　血糖値の安定，および代謝障害に見あった栄養素バランスの是正

【計　画】

　①たんぱく質や脂質を含む食品の使用で高血糖・低血糖の繰り返しを防止し，血糖の安

第 3 章　事例紹介

定化を図る，糖質摂取を少量頻回とし，1 回の糖質エネルギー比を適正化する

②食後血糖が上昇しにくい糖質性食品の選択について理解をする

③エネルギー，たんぱく質の摂取量を適正化する

④ 栄養ケアの実施・経過観察

〈2 か月後〉

【栄養ケアの実施】

糖原病用治療ミルクを開始するとともに，入院中の SMBG の結果にあわせて頻回食とした。入院中の食事は病院の幼児前期食の献立内容でほぼ全量摂取ができた。

しかし経過で AST，ALT，γGT の上昇があり，必要栄養量を見直した。

【経過観察】

①　**身体状況**　身長 98.4 cm（-0.1 SD），体重 16.4 kg（0.7 SD），％標準 BMI 111.9％

②　栄養補給

栄養補給量

エネルギー	1200～1400 kcal/日 （主食麦飯100 g（1000 kcal）＋補食 240～400 kcal）
糖　　　質	200～300 g/日
たんぱく質	40～50 g/日

必要栄養量（AST，ALT，γGT の上昇があったため見直し）

エネルギー	1300 kcal/日
たんぱく質	35～45 g/日

栄養補給内容

ルート	経口
内　容	5 時　GSD-D ミルクのアイスキューブ 70 g（14％ 濃度100 mL 分を濃い目に調整） 10時　菓子 80 kcal 糖質 10 g 14時　GSD-D ミルクのアイスキューブ 70 g+ 菓子 80 kcal 糖質 10 g 20時　GSD-N ミルクのアイスキューブ 70 g 23時　おにぎり50 g × 2

GSD ミルクはそのままでは口にしなかったため濃厚流動食品用のフレーバーを添加したが，摂取量は一定化せず，早朝の低血糖の防止が難しい状況であった。そこで，GSD ミルクを凍らせ，アイスキューブとすると摂取ができた。血糖値の推移を確認しながら，補食の量・内容を調整した。

5 栄養ケアの結果評価

　糖質エネルギー比50%であるが，自閉症による食への偏りが強く，入院中は糖質比を55～60%として提供した。GIの低い食品の選択や食物繊維の多い食品を選択し，1日8回の頻回な食事摂取として頻回に糖質を補給することで血糖値は良好に保たれた。

　入院前の食事は糖質主体の食事であり，体重増加の鈍化が見られ，糖原病の食事療法としては食事バランスも不良であったが，入院後の食事は，ほぼ全量摂取できており，主食と副食のバランスもよくとれていた。また，糖質エネルギーバランスも入院前に比べて改善された。

　退院時，栄養相談内容として下記の点を伝えた。
① GSDミルクを含めた食事回数は頻回食として，血糖の極端な変動を予防する。
② GSDミルクの摂取方法・回数について。
③ エネルギーバランスのとれた食事内容とし，糖質比をあげないようにする。
④ GIの概念を取り入れた食品の選択。

　糖質の単一摂取を避け，できるだけ複合糖質や食物繊維の多い食品の選択を実施し，食後高血糖を防止する。麦飯だと血糖が安定しやすいので麦飯が望ましい。砂糖は少量にする。児が好んで食べるお好み焼き，焼きそば，フライドポテトの1回の目安量を紙面で提示した。

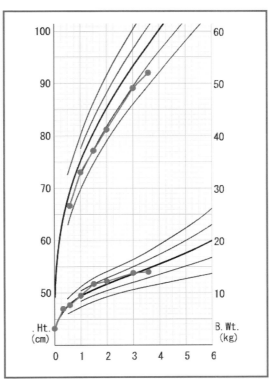

第3章　事例紹介

現在の状況

　退院後は，GSDミルクの摂取時間や量などを状況に合わせて調整し，肝機能も徐々に改善がみられ，順調な成長が見られている。通園施設へは，栄養サマリーを送付し，施設の栄養士と食事療法についての情報共有を行い，さらに，外来での栄養相談を継続して行うことで，成長・発育や血糖変動等をモニタリングし，その時々の状況に合わせた食事療法を提案しながらサポートを続けている。

施設概要

　済生会横浜市東部病院の小児科病棟は新生児集中治療室（NICU）6床，新生児治療回復室（GCU）10床，緊急入院用ベッドを含めた，計46床で構成されている。PNST（pediatric nutrition support team）は，肝臓や消化器疾患，代謝性疾患を中心に，病棟の管理栄養士以外に医師，看護師，薬剤師，臨床心理士，CLS（child life specialist），保育士などの多職種でそれぞれの専門的な視点から栄養ケアを行っている。また，必要に応じて，家族や学校・保育園の教員と連携し，疾患を持つ子どもたちの疾病治癒や合併症の予防，そして成長・発達までも考慮した栄養ケアを実践している。

参考文献
・新宅治夫：糖原病の病態と治療　New Diet Therapy 18：pp. 7 -13，2003.
・日本先天代謝異常学会編：症例から学ぶ先天代謝異常症—日常診療からのアプローチ—，診断と治療社，p. 4，2010.
・代謝異常児等特殊ミルク供給事業 特殊ミルク共同安全開発委員会編：2013年度改訂わかりやすい肝型糖原病食事療法，社会福祉法人恩賜財団母子愛育会，2013.

第4章　子どもの摂食嚥下の具体的なアセスメントの実際

田村　文誉＊

1 子どもの摂食嚥下の問題とは

　食べること＝摂食嚥下は，ひとの一生を通じて繰り返される行為であり，生きていくうえで不可欠なものである。乳幼児期は摂食嚥下の基本が発達し，習熟していく時期であり，青年期から中年期にかけて機能は維持され，やがて老年期にかけて機能が減退していく。子どもの摂食嚥下の問題はこの乳幼児期の発達期に起こるが，その症状は定型発達児に見られる一過性のものから，発達の遅れや病気など，なんらかの原因によって起こる摂食嚥下障害まで様々である。食べることの問題として，保護者からよくあげられる訴えに

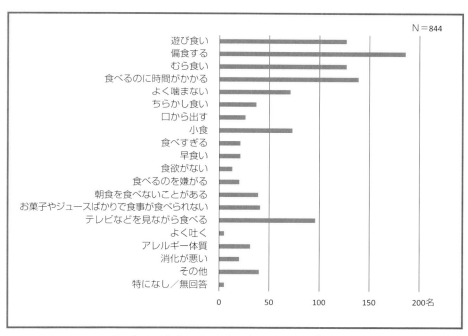

図4-1　子どもの食事の心配事は何ですか？【子ども側の因子】

出典）日本歯科医学会重点研究委員会：日本歯科医学会重点研究「子どもの食の問題に関する調査」報告書，2015年1月より引用

＊日本歯科大学口腔リハビリテーション多摩クリニック口腔リハビリテーション科

第4章　子どもの摂食嚥下の具体的なアセスメントの実際

表4-1　子どもの摂食嚥下障害の原因と主な定義

原　　因	定　　義
①器質的原因	解剖，感染，炎症，腫瘍，異物などに関連した障害や異常などによる 扁桃肥大，唇顎口蓋裂，無舌症，咽頭炎，腫瘍など
②神経学的原因	摂食嚥下に関係する神経筋の障害による 非進行性：脳性麻痺，知的障害，染色体異常，多くの症候群，脳血管障害など 進　行　性：筋ジストロフィー，色素性乾皮症など
③心理・行動的原因	拒食，経管依存症，食事恐怖症，異食症，反芻，嘔気の亢進，など
④発達的原因	離乳期に適切な形態の食物が与えられなかったために，咀嚼や嚥下などの訓練経験が不足したり欠如したりすることによる。定型発達児では発達に伴って自然に改善されることも多い。

出典）尾本和彦：障害児者の摂食・嚥下・呼吸リハビリテーション―その基礎と実践，医歯薬出版，p.127，2005より引用一部改変

ついて，平成27年度乳幼児栄養調査結果[1]では，食べるのに時間がかかる，偏食，むら食い，遊び食い，甘い飲み物やおやつ，小食，早食い，よく噛まない，が上位にあがっていた。日本歯科医学会が行った重点研究による調査結果[2]でも，偏食する，食べるのに時間がかかる，むら食い，遊び食い，よく噛まない，小食，が上位であった（図4-1）。多くの場合，これらは一過性のものとして，時間の経過とともに解決していくため，あまり心配し過ぎる必要はない。一方，摂食嚥下障害など，医療等の専門的介入が必要な場合もある。

　子どもの摂食嚥下障害の原因は，大きく4つのカテゴリー①器質的原因，②神経学的原因，③心理・行動的原因，④発達的原因，に分類される[3]（表4-1）。また，早産や低出生体重児の問題として，未熟性があげられる。最近は虐待による脳外傷，あるいはネグレクトによる発達の問題も増えてきている。

2　摂食嚥下のアセスメント

（1）生活状況・全身状態の情報（生育歴）

　全身状態を含めた生育歴，病歴については，主治医からの診療情報提供書を参考に，家族から丁寧に聴取する（表4-2）。薬を飲んでいる場合，摂食嚥下機能や唾液分泌への副作用があるものも少なくないので注意を要する。また，食品や薬のアレルギーの確認も必須である。さらに出生時の状況は，現疾患とともに摂食嚥下障害の原因や経過を知るうえで重要な情報である。

　生活状況では，睡眠や食事時間などの生活リズムを確認する。また，多職種連携につな

げるためにも通園や通学，通所の利用状況，リハビリテーションの経験の有無を確認する。全身状態については，粗大運動能力の確認も重要である。摂食嚥下機能の発達と粗大運動能力は関係があるという報告もある[4-6]。認知機能発達も重要であり，本人が周囲の状況を理解できるか，他者とコミュニケーションをとれるかは，摂食嚥下機能の発達促進にも関与する。

食事に対する意欲や興味，嗜好の情報も重要である。食欲や偏食は食行動に大きな影響を及ぼす。摂食嚥下機能の獲得段階としては食べられる食形態であっても，意欲の欠如や興味の低下，拒否のため「食べられない」という結果となり，時に栄養状態の悪化にもつながる場合がある。近年，発達障害の子どもの重度の偏食について明らかになりつつある[7]。無理強いして拒否を悪化させる場合もあるため，対応は慎重にすべきである。

（2）口腔の診査
1）口腔内環境

乳幼児期から学童期にかけては，乳歯の萌出，乳歯から永久歯への生え変わりの時期にあたり，口腔内環境がめまぐるしく変化する。そのため，食べ方にも影響が出て来ることが多く，歯の萌出状況を確認することが大切である（図4－2）。また，口腔清掃不良により，う蝕や歯周病を発症する。痛みのために食べづらい，食べられないといった症状が出て来ることもある。

表4－2　聴取すべき生育歴

1. 主訴
2. 原疾患
3. 現在通院しているほかの医療機関
4. 毎日続けて飲んでいる薬
5. 身体状況
   血圧・脈拍・体重・身長・平熱・喘息・アレルギー体質（過敏反応）・睡眠リズム
6. 出生時の状況
   出生週数（在胎週数，出生時の体重・身長，分娩方法，仮死状態アプガール（Apgar）スコア，黄疸，哺乳力，泣き声，入院の既往粗大運動の経過・始語）
7. 生活状況
   1) 居住形態・活動
   2) 手帳
   3) リハビリテーションの経験
   4) 日常生活の自立程度
   5) 食事の状況
   6) 経口摂取している場合の状況
   7) 理解力
   8) 会話
   9) 患者さんが同居しているご家族とその方の年齢・罹っている病気の有無等

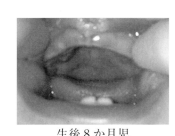 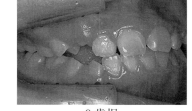

生後8か月児　　　　　　9歳児

図4－2　子どもの口の中は変化する（歯の生え方，生え変わりの時期）

第4章 子どもの摂食嚥下の具体的なアセスメントの実際

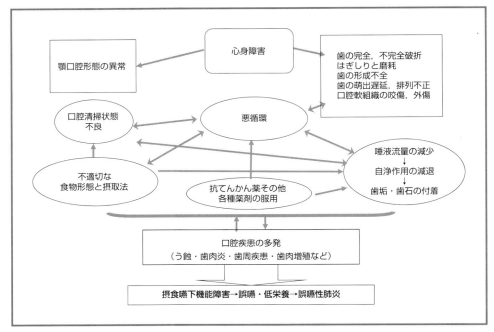

図4−3 口腔機能に関係する悪循環

出典）金子芳洋編：食べる機能の障害―その考え方とリハビリテーション，医歯薬出版，p.60，1987より引用一部改変

　障害のある子どもの場合，形態の異常や機能障害により，口腔内の自浄作用のメカニズムが低下しやすい[8]（図4−3）。先天的異常として，歯の萌出の遅れや先天的欠損，形態的な異常がみられることがある。歯並びや咬み合わせの不良，顎骨や口蓋形態の異常（高口蓋，狭口蓋，口蓋裂など）を有する場合もある。抗てんかん薬を服用していると，薬の種類によっては歯肉増殖を起こす副作用があるものもある。歯肉増殖がひどくなると歯冠全体を覆ってしまい，歯が萌出できなくなっていることもある。歯肉増殖は歯周病によって悪化しやすい。

2）口腔の感覚の評価

　発達の遅れや障害がある場合，感覚と運動の不統合性が生じるために感覚統合障害[9]が起きやすい。感覚閾値の上昇による鈍麻や，逆に閾値の低下による過敏がある。感覚の評価は，まず保護者に対し，触れられて嫌なところは無いか，歯磨きや顔を清拭する際に嫌がることは無いか等，聞き取りから始める。その後，子どもの身体をゆっくりと触れていき，反応を見て評価する。情報を聴取せずにいきなり子どもに触れようとすると強い拒否にあうことがある。口腔の感覚過敏（触圧覚，味覚，温度覚，など）があると食べ物への過敏性につながることがあり，偏食という症状を呈する場合がある。単なる好き嫌いとしてとらえられないよう，注意が必要である。

3 摂食嚥下機能の評価

摂食嚥下機能発達のみかた

　摂食嚥下機能評価を行うにあたっては，その子どもが普段どのように食事をしているのかを評価することが最も大切であり，必ず外部観察評価を行う。

　観察評価する際には，できるだけ子どもがリラックスできる環境を整え，保護者と一緒に家庭で食べているのと同じような食事をする場面を設定して，その子どもが今どのような動きで食べているのか，どこに問題があるのかを観察する。その際，摂食嚥下機能の定型的な発達過程を基準にし，その子どもの発達段階，問題点を評価する（表4−3）[10]。

　定型発達児においても，必ずしも摂食機能発達の8段階をそのまま進んでいくとは限らないこともある。当然，障害のある児では発達の過程が前後することも少なくない。しかし，摂食嚥下機能はある一定の原則（図4−4）[11]にそって発達していくことを考慮すると，この8段階を理解しておくことは大切である。

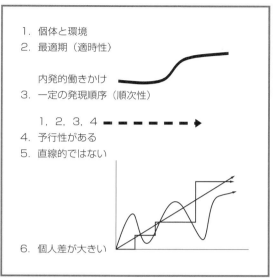

図4−4　発達の原則

出典）金子芳洋：発達の原則と阻害要因，第3章　心身障害児における摂食機能の異常．食べる機能の障害―その考え方とリハビリテーション―（金子芳洋編），医歯薬出版，pp.43-45，1987．を改変

表4−3　摂食機能発達の8段階

一般的表現	摂食機能発達の8段階	特徴的な動き
哺乳期	経口摂取準備期	原始反射（哺乳反射），乳児嚥下
離乳初期	嚥下機能獲得期	成人嚥下の獲得（口を閉じて嚥下できる）
	捕食機能獲得期	口を閉じて食べ物を取り込める
離乳中期	押しつぶし機能獲得期	舌や下顎の単純上下運動（マンチング）
離乳後期	すり潰し機能獲得期	舌や下顎の複雑な回転様運動
（自食へ〜）	自食準備期	口におもちゃや歯固めなどを入れて遊ぶ，遊び食い，など
	手づかみ食べ機能獲得期	手に把持した食べ物を口に運んで食べられる
	食具・食器食べ機能獲得期	スプーンやフォークなどの食具を把持して食べられる

出典）向井美惠：摂食機能療法―診断と治療法―，障害者歯科 16：145-155，1995．より引用一部改変

1）経口摂取準備期：哺乳期の特徴（定型発達の場合；出生〜4, 5か月頃）

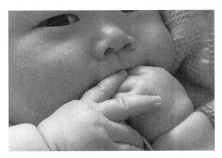

図4-5　赤ちゃんは盛んに指しゃぶりや手舐めをする

哺乳機能は原始反射のうちの哺乳反射によってなされる。生後1か月頃までの哺乳時の口の動きは，吸啜反射による規則的で単純な動きである。口は大きな開口状態のまま舌の蠕動運動により嚥下を行う。その際に上下の口唇全体が乳房に触れることで口腔内の陰圧を保ち，乳首を上顎の奥まで引き込み乳汁を圧搾し，嚥下を行う。この動きは「乳児嚥下」と呼ばれる。成人と異なり，乳児では喉頭の位置が高いという形態的な特徴から，哺乳を継続しながらの呼吸が可能であるとされるが嚥下の瞬間は呼吸を止めている。この時期の哺乳時の呼吸は早く浅いため，哺乳による全身への負担は大きい。指しゃぶりを始める生後2, 3か月頃には哺乳反射が少し弱まるが，口に手指など乳首以外の刺激を入れることが反射の減弱や口腔機能の発達にもかかわると考えられ，この時期の指しゃぶりは制止する必要はない（図4-5）。吸啜時の動きは規則的な動きではなく，「遊び飲み」や「ながら飲み」が可能となり，乳首の吸引も強くなり，呼吸を整えながら効率のよい哺乳が見られるようになる。大脳が発達してくると本人の意思によって飲み方が変わってくる。つまり，飲みたいときに飲み，飲みたくないときには飲まないようになるため，親からすると「飲みが悪くなった」というような印象を受けることがある。さらに生後4, 5か月頃になると哺乳反射はまだ認められるが，吸啜時の呼吸は整い，ほかの活動をしながらも哺乳を行うことが可能となる。吸啜反射が消失する生後5, 6か月頃には離乳を開始する。生後6, 7か月頃になると乳汁摂取の動きはほとんど随意によってなされるため，哺乳反射が消えた頃が離乳の開始にちょうどよい時期と判断することができる。

哺乳反射が消失する前の早期に離乳食を開始すると，哺乳反射により，口に触れた食物や食具を舌で押し出してしまったり，口の周りに触れたものに対して探索反射が出現し，顔を振るような動きが出てしまう。また，吸啜反射により固形物を口の奥まで引き込んだり，口に食べ物を取り込ませようとしても下顎がガクガクして安定した動きができない。そのような時期に急いで離乳食を始めることは，返ってうまく食べられない状況を引き起こし，母親のストレスの要因となりかねないので注意が必要である。

2）嚥下機能獲得期・捕食機能獲得期の特徴

離乳が開始されると，はじめに口唇を閉じて飲み込む（嚥下），取り込む（捕食）機能が獲得される。この時期は，定型発達児では5, 6か月の離乳初期に相当する。

この時期の口の動きの特徴は，口に入ってきたなめらかなペースト状の食物を，口唇を閉じて捕食し，舌で受けとって舌の前後運動により咽頭に移送して嚥下するといった単純なものである（図4-6）。時々，下唇が上唇の下にめくれ込む動きもみられる。

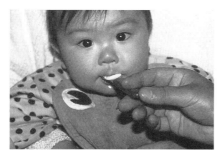
図4-6 捕食時の口唇閉鎖ができるようになる

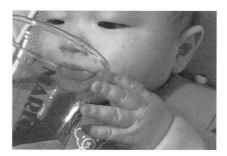
図4-7 水分摂取時の舌突出

　水分摂取の場合，固形食とは異なり，顎をやや閉鎖した状態で，下唇で食具（コップやスプーンなど）を支えて上唇を下ろし，上唇を水分に触れさせてそこから入ってくる量やスピードを感じとり，すする動きを調節する。しかしこの時期の水分摂取は，スプーンの縁をある程度は口唇で挟めるが，舌突出と下顎のコントロール不良があるため，顎が上下にガクガク動いてしまったり，舌が出てきてしまいうまく飲めない（図4-7）。口で挟むとき，縁に角度がついたコップは口唇閉鎖力が必要なため難しい。コップからはほとんど摂取できないため，スプーンなど浅い食器で練習する。

3）押しつぶし機能獲得期

　離乳初期に口唇閉鎖機能が獲得されると，口腔内は閉鎖空間となり，舌はその中で上下運動するようになり，舌と口蓋で食物を押しつぶし機能が獲得される。この時期は定型発達児では7，8か月の離乳中期に相当する。

　この動きを外部からみると，舌での押しつぶしに伴って下顎が上下運動を行う。また，同時に左右の口角に力が入り，キュッキュッと引かれる動きもみられる（図4-8）。

　この時，下顎が上下するからといって「咀嚼している」と勘違いされることがある。しかし単純な上下運動の場合，咀嚼ではない。奥歯でカチカチと噛むような動きであるが，まだ固形物を咀嚼することはできていない。

　水分摂取については，スプーンの縁を口唇で挟めるが，まだ下顎が上下運動しているため，こぼすことが多い。コップでは，まだ縁を上手に挟めず，舌が前後運動してしまう。一方，コップに口をつけてブクブク吹くことができるようになるなど，いろいろな口の動きが出てくるようになる。

　発達の遅れや障害のある子どもでは，舌が上下運動できるようになっても口唇閉鎖が未熟なため，顎の動きが大きくなり，舌が前方に突出してしまうことがある。あるいは，形のある食物を押

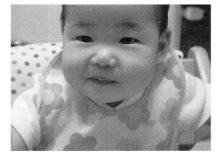
図4-8 舌での押しつぶしに伴う口唇や顎の力強い閉鎖

第4章　子どもの摂食嚥下の具体的なアセスメントの実際

しつぶすことができるのに，ペースト状の食べ物になると舌が前後運動し，それに伴い突出してしまう，ということもよく見られる。その場合，機能が退行したと判断されて食形態をペースト食に戻されてしまうと，せっかく獲得されてきた舌の上下運動を発揮する機会を失ってしまうことになる。完全に舌は前後運動しかできないのか，あるいは上下運動も出てきているのか，慎重に判断することが必要である。

4）すりつぶし機能獲得期～自食準備期

　離乳後期には，舌の側方運動が可能となり，歯槽堤（歯肉）ですりつぶす（咀嚼）機能が獲得される。この時期は，定型発達児では9～11か月の離乳後期に相当する。

　この時の口の動きは，食物を左右どちらかの奥の歯肉に舌で寄せてすりつぶす動きを行う。口唇や下顎は噛んでいる方に引っ張られてねじれるように動き，それに伴って片側の口角や頬が引かれる（図4-9）。また，少し口を開けて噛んでいる場合，舌が側方に寄るのも観察される。

　水分摂取では，自分でスプーンを口唇で挟み，舌突出はほとんどなく，水分を吸い込む動作とともに下顎を上下に動かして飲めるようになる。また，下顎のコントロールが安定してくるため，コップの縁をしっかり挟めるようになる。自分でコップをもって口唇に触れた水分の感覚情報を捉え，手でコップの傾きを調節して飲むこともできるようになる（図4-10）。やがて11か月頃には，コップから連続飲みができるようになる。

　この段階でも，口唇閉鎖や舌運動の未熟さがすりつぶし機能の獲得に影響を及ぼす。口唇閉鎖不全があると，すりつぶしの動きに伴い顎の上下運動距離は大きくなり，非効率な咀嚼になる。また，すりつぶしている間に食べこぼしやむせなどの症状が出やすくなる。すりつぶし機能が獲得されたといっても舌運動の巧緻性は未熟な場合もある。口唇や下顎の動きが複雑にみられてきたとしても，十分に習熟した動きかどうか，また口腔内の歯の萌出状態，かみ合わせの状態はどうか等の確認が必要である。それによって食べられる食品の固さや性状は異なってくる。

　咀嚼機能が獲得されるのと前後して，自分の手を使って食べる自食の機能がはじまる。また，離乳後期頃から遊び食べやおもちゃしゃぶりなどが頻繁にみられ，これは自食の準

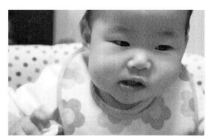

図4-9　すりつぶしに伴う口唇や下顎の側方への動き

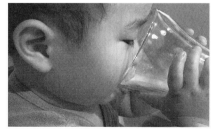

図4-10　自分で上手にコップの方向けを調節して飲める

備をしていると考えられる。自分の手で食物の感触を確かめたり、手指でのつかみ方、口への運び方などを学んだりすることにつながる。子どもが自分から手を出してきたら、それが自食開始のサインである。危険だから、汚いからと禁止ばかりせず、本人の意欲を引き出してあげることが大切である。

5）手づかみ食べ機能獲得期（離乳の完了）

　離乳期に口腔の摂食機能が獲得され、やがて離乳の完了を迎えると、自食機能の獲得期となる。定型発達児では、12〜18か月ごろに相当する。

　この時期からは、口腔機能だけでなく、手と口の協調運動をみていく必要がある[12,13]。手づかみ食べの初めの頃は、介助では口の動きは上手になっている。しかし、自分の手で食べると、まだ協調性を獲得していない手の機能に引っ張られ、口の機能がうまく発揮されなくなってしまう。具体的には、手のひらでの押し込み食べや、指での入れ込み食べ、食べこぼし、詰め込みなどである（図4−11）。

　しかしやがて自分の適量がわかるようになり、前歯での齧り取りが上手にできるようになる。また、手の位置は、はじめは上腕が体幹に接した状態で手が口の横からくるか、あるいは顔を手の方に向けて（頸部の回旋）捕食する。しかし次第に上腕が体幹から離れて肘が前方に動くようになり、正面を向いたまま捕食することができるようになっていく。手指の機能にも発達段階があり、未

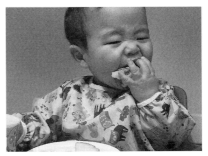

図4−11　手づかみの押し込み食べ

熟な段階では尺側に力が入るため手のひら全体で食物を握る（つかむ）（パームグラスプ）が、次第に指先が使える（フィンガーグラスプ）ようになり、上手になると橈側の3指（親指、人さし指、中指）で小さなものをつまむ（ピンチ）ことが可能となる。

6）食具・食器食べ機能獲得期（自食機能の獲得）の特徴

　手づかみ食べが上手になったら、スプーンやフォークなどの食具を用いて食べるようになっていく。手づかみと同様に手と口の協調運動や、手指の機能発達の段階を踏んで上手になっていく[14,15]。

　定型発達の場合では、およそ3歳頃を目処に自食機能が獲得されていくが、乳歯の萌出完了期もこの頃である。したがって、3歳くらいになると、大人と同じようなもの（ただし完全に同じものはまだ難しいので注意）が自分で上手に食べられるようになると考えてよい。

7）摂食嚥下の問題点・症状の把握

　発達の遅れや障害のある子どもの場合は、外部観察評価によって発達段階を評価するのと同時に、摂食嚥下障害から生じる各症状についても確認する。それぞれ何が原因で生じているのか、どのような工夫で改善することができるのか等、適切な食形態、介助方法などの方針を立てる際に重要な所見となる。臨床現場でよく見られる症状を表4−4に示す。

第4章　子どもの摂食嚥下の具体的なアセスメントの実際

表4－4　摂食嚥下障害の症状

症　状	要因と特徴
むせ・誤嚥	むせは誤嚥のサインともいわれる。誤嚥とは，食物や唾液などが肺の方へ入ることであるが，むせのない誤嚥もあり，誤嚥性肺炎を起こしてはじめてわかる場合もある。むせを繰り返す場合，食形態や水分の性状が機能にあっていない可能性がある。 また，食事の姿勢や介助者の食べさせ方が不適切な場合もむせる原因となる。重度障害児の場合，乳児期から検査をせずに誤嚥とわからないまま経口摂取していることが少なくない。思春期くらいになって急に誤嚥性肺炎を繰り返して判明することもある。
舌 突 出	脳性麻痺児などでは全身的な筋緊張に伴って，摂食中や，なにか動作をする時に力強く突出してしまう。同時に口唇の閉鎖機能が弱いことが多く，前歯部の開咬などの原因になることもある。一方ダウン症候群児など，筋の低緊張を特徴とする子どもにも多い。ダウン症候群児の場合，安静時の舌は低緊張状態で，前歯または口唇より外に突出しているが，力強さはあまりない。また，上下の前歯部に舌を介在させ，嘔吐するかのように舌の奥を押し広げるようにして，そこに食物を落とし込んで嚥下することもあり，これを逆嚥下という。乳児嚥下から成人嚥下の獲得がなされず，乳児嚥下が極端になった動きである。原因として，過去に寝たまま食べさせられていたり，食物を口の奥に入れ込まれていたりすることがあげられるが，そのような環境にない場合でも起こり得る。
胃食道逆流症	嚥下に伴わない一過性の下部食道括約部の弛緩によって起こる。胃瘻を造設していると，逆流防止手術を受けている場合が多いが，それでも逆流が改善していないこともある。逆流していると食欲不振や嚥下困難，反芻などの症状の要因となる。また口腔内にまで逆流していると，胃酸によって食道粘膜のみならず口腔咽頭粘膜の炎症や，歯の酸蝕の原因となる。その場合，歯の内側が溶けて白くなっていることで気づかれる。
丸 飲 み	咀嚼が必要な食物を，噛まずに飲み込んでしまう。ペースト状の食べ物を丸飲みしている，と心配されることがあるが，あくまでも咀嚼が必要な固形物について丸飲みしていた場合が問題である。咀嚼機能が獲得されずに無理やり飲み込んでいることもあれば，咀嚼機能が獲得されているにもかかわらず，心理的満足感のために行ってしまうこともある。また，どのような物性の食物でもすべて，舌で上顎に押しつけて，つぶしながら嚥下する「押しつぶし嚥下」を行っている場合もある。丸飲みと同じように心理的満足感と結びつきやすく，治すのは難しいことが多い。
スプーン咬み	捕食の際，スプーンを口唇で挟めずに，前歯で咬みこんでしまう症状である。歯にあたる衝撃で捕食を嫌がってしまうこともある。そのため金属製のスプーンを避け，シリコン製などを使用する場合があるが，スプーン咬みが強いとシリコンがちぎれて誤飲してしまう。スプーン咬みが強い場合には，金属製で，薄く平らなものが適している。
過 開 口	捕食の際に，顎関節の最大可動域まで口を開き，なかなか捕食できず，突然勢いよく閉じてしまう。緊張のコントロールができない場合に起こりやすいが，一方介助の際に口の奥に入れ込まれていた経験が要因となることもある。上記の「スプーン咬み」の一因にもなりえ，あまりひどいと前歯が破折することがある。

拒　食 （摂食拒否）	食物を食べさせようとすると泣いて口を開けない，激しく拒否するなどの行為が見られる。過去の不快な経験が引き金になっている場合もあれば，強度の偏食が高じた場合もある。さらに，自分の意思を言葉で表せないと，拒否が意思表示の手段となっている場合もある。
経管依存	出生後，早期からの経管栄養により，嚥下には問題がないにもかかわらず口から食べようとしない状態で，食への意欲が認められない。乳児期における「空腹－満腹」の経験不足，味覚体験不足などが原因とされる。経管依存の場合，空腹になると口からではなく，経管から注入してもらうことを要求するようになる。味覚体験や触圧覚体験が乏しいため，機能的に摂食が可能だとしても，感覚過敏や心理的拒否のため経口摂取に移行することが難しい場合もある。
便　秘	運動の少ない肢体不自由児や，筋力の弱い（筋の低緊張のある）知的能力障害児，ダウン症候群児などでは，高率に便秘が認められる。腸内に多量のガスがたまり，腹部膨満感や食欲低下に影響している可能性もある。
てんかん	重度の障害児におけるてんかんの合併率は，50〜70％にのぼる（一般人口では1〜2％）。てんかんそのものは摂食嚥下機能に影響はないが，食事中の発作により誤嚥や窒息の危険性が高まる。また抗てんかん薬を服用している場合，薬の副作用により低緊張になったり反応が悪くなったりすることがある。

4 食事時の外部観察における摂食嚥下機能の評価基準

　外部観察評価においては，前項で示した発達段階の特徴に合わせ，口唇・口角・顎・舌・頬といった口腔諸器官の協調運動を見ることで，子どもの摂食機能段階を判定する。

　外部観察評価では，表4－5のような評価基準を用いるが，実際にはより詳細な評価を行うべきである。評価基準は，金子らが開発したもの[16]を基にして用いる。

5 精密検査

　摂食嚥下機能の精密検査には，嚥下造影検査（VF検査）や嚥下内視鏡検査（VE検査）がある。外部観察評価を行ったうえで，姿勢調整や食形態の確認，誤嚥しているか等の嚥下状態の確認の際に実施される。外部観察評価だけでは機能を判断できない場合，精密検査を実施できる医療機関との連携体制を構築しておくことが肝要である。

（1）嚥下造影〔Videofluoroscopic examination of swallowing（VF）〕検査

　VF検査は嚥下機能評価のゴールドスタンダートとされ，摂食嚥下過程の先行期から食道期まですべてを評価でき，誤嚥の検出も可能である。しかしVF検査の目的は，単に誤嚥の有無を確認するだけのものではなく，適切な姿勢や食べさせ方，食物の性状，一口量を検索するために用いられる。子どもの場合，大人と同じように撮影できないことも多い。検査室が通常の食事場所と異なるために，場所を怖がる，食べようとしない，泣くな

表4－5　食事の時の外部観察評価項目と評価基準

項　目	基　準	解　説				
食事の方法	一口量 多量・適量・少量	口の大きさや機能にあっているかを評価する				
	介助の有無 自食・介助	摂食方法や心理的配慮が適切かを評価する				
口唇閉鎖	－－・－・±・＋・＋＋	－－	－	±	＋	＋＋
	安静時			閉鎖はできないが閉じようとする動きがみられる	時々閉鎖できる	常に閉鎖できる
	捕食時	上唇が上方にそり返ってしまう	全く上唇が動かない	口唇でははさみ取れないが閉じようとする動きがみられる	なんとか口唇ではさみ取ることができる	しっかりと口唇で食物を取り込める
	処理時			閉鎖はできないが閉じようとする動きがみられる	時々閉鎖できる	常に閉鎖できる
	嚥下時					
口角（頬）の動き	ほとんど動かない	—				
	水平左右対称	同時に引かれたり縮んだりする				
	左右非対称複雑	咀嚼側に引かれたり縮んだり複雑に動く				
舌運動	ほとんど動かない	—				
	前後	舌を主として前後運動をしている				
	側方	舌を左右に動かすことができる				
舌突出	＋＋・＋・±・－	＋＋	＋	±	－	
	安静時 捕食時 処理時 嚥下時	常に口唇の外側へ突出する	時々口唇の外側へ突出する	歯列の外側～口唇	歯列の内側	
顎運動	動き ほとんど動かない・単純上下（マンチング）・移行・側方臼磨	ほとんど動かない	単純上下（マンチング）	移行	側方臼磨	
		—	下顎が単純上下運動をしている	単純上下運動から臼磨運動への移行状態	下顎が側方運動を伴った咀嚼運動をしている	
	スプーン咬み 頻繁・時々・無	頻繁		時々	無	
		捕食時に常にスプーンを咬む		捕食時に時々スプーンを咬む	捕食時にスプーンを咬むことはない	
	顎のコントロール 不良・やや良・良	不良		やや良	良	
		捕食時に下顎を上下に動かす		不良とも良ともいえない	捕食時に下顎を安定させる	

出典）金子芳洋：食べる機能の障害―その考え方とリハビリテーションを成功させるために，付図，第5章 まとめ―摂食障害児のリハビリテーション―その基礎と実践，医歯薬出版，pp.133-136，2005．より引用改変

ど本来の嚥下の状態を評価できないこともありえる。子どもの場合は検査の部屋に慣れるような練習が必要な場合がある。

　検査の造影剤は大人と同様に，硫酸バリウムが一般的に使用される。誤嚥のリスクが高い場合は，低浸透圧非イオン性ヨード剤（イオメロン，イオパミロンなど）を希釈して用いる。X線被曝による影響は，大人に比べて子どもの方が大きいため，照射時間の制限が重要である。1歳未満の乳児の液体摂取の検査では60～90秒以内，6か月～3歳の小児の離乳食摂取検査では2～3分以内が提唱されている[17]。

（2）嚥下内視鏡〔Videoendoscopic examination of swallowing（VE）〕検査

　VE検査も，VFとならんで嚥下機能の評価に有用な精密検査のひとつである。一般的には，長所として被曝がないため繰り返し行うことができる，装置の移動が可能なため

4．精密検査

ベッドサイドで簡便に施行できることがあげられる。また，カメラでの直視下の観察評価が可能である。一方短所としては，嚥下時の軟口蓋や舌骨の挙上，咽喉頭腔の収縮に伴い，ファイバーが咽頭壁に押しつけられるため，画面が一瞬真っ白になり嚥下の瞬間が見えず（ホワイトアウト），嚥下中の誤嚥が確認できない。また鼻孔から中咽頭を経て下咽頭までカメラを挿入するため，口腔期，咽頭期後半，食道期の観察はできない。さらに，挿入時にはある程度の不快感があるため拒否的な反応が起こりやすい。したがって，子どもでは摂食嚥下中の検査はあまり行われず，安静時の唾液の誤嚥や解剖学的な確認に用いられることが多い。

参考文献

1）平成27年度乳幼児栄養調査結果の概要：厚生労働省ホームページ http://www.mhlw.go.jp/ stf/seisakunitsuite/bunya/0000134208.html
2）日本歯科医学会重点研究委員会：日本歯科医学会重点研究「子どもの食の問題に関する調査」報告書，2015年1月．http://www.jads/activity/search/shokunomondai_report.pdf
3）尾本和彦：第1節 摂食・嚥下障害の原因．第3章 摂食機能の評価と診断，障がい児者の摂食・嚥下・呼吸リハビリテーション―その基礎と実践（金子芳洋監修，尾本和彦編），医歯薬出版，p.127，2005.
4）大岡貴史，石川健太郎，田角勝，向井美惠：障害児の摂食機能障害と粗大運動発達との関連性について．障害者歯科 26（4）：pp.648-657，2005.
5）村田尚道，有岡享子，綾野理加，石田瞭，沼本庸子，小林幸生，瀬尾達志，森貴幸，江草正彦：障害児における摂食・嚥下機能の発達段階と全身状態との関連について．障害者歯科 34（4）：pp.609-615，2013.
6）水上美樹，田村文誉，松山美和，菊谷武：ダウン症候群児の粗大運動能と摂食に関わる口腔異常習癖との関連．障害者歯科 36（1）：pp.17-24，2015.
7）田部絢子，高橋智：発達障害児者の「食」の困難・ニーズと支援に関する調査研究 調査報告書，大阪体育大学教育学部 田部絢子研究室，2015.
8）金子芳洋：7）悪循環，2．機能異常は発達の遅れから，第3章 心身障害児における摂食機能の異常．食べる機能の障害―その考え方とリハビリテーション（金子芳洋編），医歯薬出版，p.60，1987.
9）坂本龍生，花熊暁：感覚統合障害，第2章感覚統合法の理解の基礎，新・感覚統合法の理論と実践，学習研究所，pp.44-45，1997.
10）向井美惠：摂食機能療法―診断と治療法―，障害者歯科 16：pp.145-155，1995.
11）金子芳洋：発達の原則と阻害要因，第3章 心身障害児における摂食機能の異常．食べる機能の障害―その考え方とリハビリテーション（金子芳洋編），医歯薬出版，pp.43-45，1987.
12）石井一実，千木良あき子，大塚義顕，綾野理加，向井美惠：手づかみ食べにおける手と口の協調の発達（その1）食物を手でつかみ口に運ぶまでの過程．障害者歯科 19：pp.24-32，1998.
13）千木良あき子，石井一実，田村文誉，向井美惠：手づかみ食べにおける手と口の協調の発達（その2）捕食時の動作観察と評価法の検討．障害者歯科 19：pp.177-183，1998.
14）田村文誉，千木良あき子，水上美樹，石井一実，向井美惠：スプーン食べにおける「手と口の協調運動」の発達（その1）捕食時の動作観察と評価法の検討．障害者歯科 19：pp.265-273，1998.
15）西方浩一，田村文誉，石井一実，千木良あき子，向井美惠：スプーン食べにおける「手と口

第 4 章　子どもの摂食嚥下の具体的なアセスメントの実際

の協調運動」の発達（その 2 ）食物を口に運ぶまでの過程の動作観察と評価法の検討．障害者
歯科　20 : pp.59-65，1999.

16) 金子芳洋 : 付図，第 5 章　まとめ－摂食障害児のリハビリテーションを成功させるために－.
食べる機能の障害―その考え方とリハビリテーション，医歯薬出版，pp.144-151，1987.

17) 尾本和彦 : 第 2 節　臨床評価，障害児者の摂食・嚥下・呼吸リハビリテーション―その基礎
と実践，医歯薬出版，pp.133-136，2005.

第5章　子どもの気になる食行動の見方とその指導法

笹田　哲*

1 食事中で気になる動作

　園に訪問したときの給食のあるシーンである。5歳のA君は食べることがとても遅くマイペース，職員が「箸をしっかりと持って食べましょう」と指導をしていた。しかしA君は箸を操作して上手に食べることが困難で，箸を使うのを嫌がっていた。筆者は，この指導では上手に食べられないと感じた。なぜなら，座位姿勢，指先の動きから指導する必要があると考えたからである。このエピソードのように，給食場面での職員の目線は，箸だけに目が向いている。本児のように何度声がけしてもできない場合は，子どもの全身に目を向ける必要がある。具体的には，座位姿勢や食具を握っている手指の使い方である。最近，園や学校を訪問し食事場面を観察していると，姿勢の悪い子どもたちを多く見かける。

2 ピラミッド・ツールの活用

　食行動を評価するとき，動作をピラミッドで構造化し分析することで，その子にあった具体的な指導方法が見えてくる。ピラミッド構造は4段階から構成されており，食べるためにはどのような体の仕組みが必要なのかを説明している（図5−1）。第1段階とは姿勢を保つ，バランスをとる作用である。第2段階は，スプーンや箸を握る，食器を持つ，押さえるなどの手指の操作機能に焦点をあてている。第3段階は，食べ物，手元などを見る，食べ物を噛むなどの口腔の動きが含まれる。第4段階は，注意，思考の認知機能であり，大人の話を聞いて食べ方を考えたり，食べることに注意を向けたり，食べたいという意欲がわくことなどが含まれる。いわば食べることの中核をなす領域であり，ピラミッドの一番上位に位置している。この第4段階の能力が十分発揮されるためには，第3段階の見る力や第2段階の手指の操作力が必要であり，さらに，第1段階の座位姿勢が十分備わって，はじめて食行動が向上する。食行動を評価する際に，第4段階だけにとらわれず，第1段階から第3段階までも見ることが必要である。このようにそれぞれの動きを階

＊神奈川県立保健福祉大学保健福祉学部リハビリテーション学科

第5章　子どもの気になる食行動の見方とその指導法

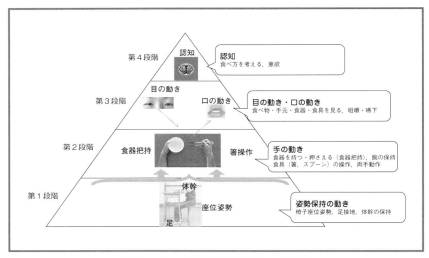

図5-1　食行動のピラミッド構造

層的に構造化している（図5-1）。以下に，各段階の特徴を解説する。

3 姿勢保持の問題（第1段階）

　上手に食べるためには，食べ方を頭で考える（第4段階）だけでなく，食べ物，食具をよく見て（第3段階），座り続けながら（第1段階），食具を操作し（第2段階），よく噛んで飲み込む（第3段階）ことが必要である。食事中，椅子に座った姿勢を保つことが求められる。この段階は，手指を使う第2段階，食べ物を見る力，食べ物を噛む力の第3段階，そして，注意力，意欲などの第4段階，これらのすべての段階に対して土台となる。手指がよくても，あるいは，見ることができても，しっかり座れなければ，上手に食べられない。食べるときに疲れない座り方を身につけることが必要である。

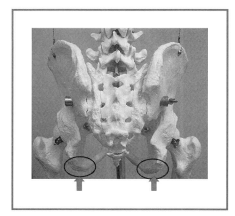

図5-2　坐骨結節の位置（背面）

（1）臀部のどの部位で支持しているのか

　座っているとき，図5-2に示した坐骨結節という部位で上半身を支えている。坐骨結節で支持すると，骨盤は前傾し背筋は伸びてくる。「背筋をまっすぐ伸ばしなさい！」と注意したとき，背筋を伸ばしても，骨盤が後傾した状態のままならば，またすぐに崩れてしまう。座面を坐骨結節で支え，腰を起こすことが重要である。

（2）足を床につけることの大切さ

　足の支えが弱いと腰は後傾してくる。足の支えも使って，座りを安定させる。足の支えは，

118

よい座りを持続させるポイントとなる。足の踏ん張りが体幹を安定させ，そのことにより手指が効率よく動くようになる。足を床につけたがらない原因のひとつに，触覚過敏が考えられるので足底の過敏の有無も調べておく。

（3）姿勢に対する指導例

姿勢セット法　口頭だけで改善しないときは，身体ガイドが有効である。喉の下の部分と，背中の真ん中に手を当て，上に持ち上げるように介助する[1]。腰が起きるよう（骨盤が前傾）にセットする（図5－3）。

四つ這い，高這い遊び　四つ這い，高這い（図5－4）で遊ぶときは，手指を伸展し，手掌面全体で体を支える[2]。頭が下がらないように前方を見な

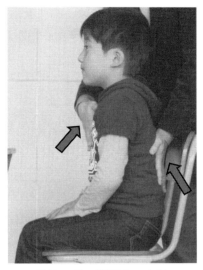

図5－3　姿勢セット法

出典）笹田哲：気になる子どものできた！が増える　体の動き指導アラカルト，中央法規，pp.20-21，2012.

がら前進させる。体幹の動きと姿勢保持力が身につく。四つ這い，高這い姿勢になり，四肢を使いバランスをとる遊びは，椅子座位での姿勢保持力や，咀嚼するときの頸部・体幹の筋力，そして食具を使用する手内筋力を高めることにもつながる。短い時間でも構わないので這う遊びの機会を提供することは重要である。

あぐらダルマ遊び　床に座り腕を組む。股関節を屈曲外転させてあぐら座りをする[3]。骨盤が後傾していないか確認する。子どもに，姿勢が崩れ手を床につけないよう時計回りに，体幹を前後左右に傾ける。左右5回程度まわる。ゲーム形式で行うとよい。

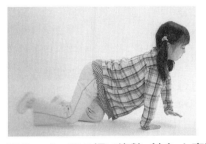 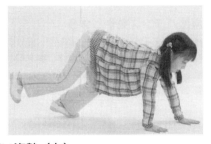

図5－4　四つ這い姿勢（左）と高這い姿勢（右）

出典）笹田哲：気になる子どものできた！が増える　体育指導アラカルト，中央法規，pp.42-43，2013.

❹ 食具操作の問題（第2段階）

　第2段階は，スプーン，箸の食具を手指で操作する段階である。たとえば食事中，左手は食器，右手には箸を持つように，左右の手は「静」と「動」の両手動作が求められる。食具の持ち方が悪ければ，操作しづらくなるだけでなく，手指に過剰な力が入り猫背姿

勢，肩がこるなどの悪影響を及ぼす。腰を前傾にセット，足を床に接地して（第1段階への指導）から，第2段階の手指操作の指導を行うとよい。

(1) スプーン操作

スプーンの持ち方にはパターンがある（図5-5）[4]。パターン1は，5本指でスプーンを握り，手掌が上方になる持ち方である。パターン2は，5本指の握りであるが，手掌が下方で，手の甲が見える持ち方である。パターン1との違いは，すくうときなどに手首の反らす動きが必要となる。パターン3は，3本指でスプーンを持っているパターンである。この持ち方で操作できると，丁寧に，早く操作できるようになる。スプーンの持ち方の順序として，パターン1→2→3へと移行する[5]。パターン1の握りの発達段階にある子どもに，3本指に持ち替えさせたが上手に食べられず，スプーンを持つことを嫌がる場面を見かけることがある。留意点として，年齢やクラス（年中，年長）で一律に同じ指導するのではなく，子どもの巧緻動作の発達の段階に応じてスプーンの把持を検討しなければならない。

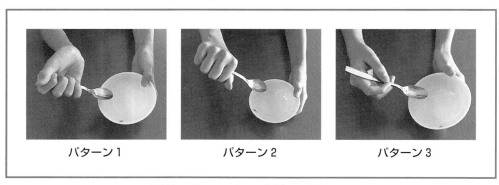

図5-5　スプーン把持のパターン

出典）新田収，笹田哲，内昌之：PT・OTのための発達障害ガイド，金原出版．pp.20-21，2012.を引用改変

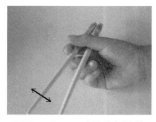

図5-6　一側固定操作

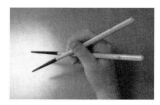

図5-7　クロス箸
　　　（箸が交差）

(2) 箸操作は一側固定操作

箸を使うとき，二本の箸を同時に動かすと，効率が悪く雑になり，疲労してくる。箸でつまむとき内側箸は固定させながら，外側箸を動かして食べ物を取り上げる。このように，箸の操作は，一側固定させて操作するという特徴がある（図5-6）。

1）クロス箸

手指の操作が未熟であると，一側固定操作が困難となり，2つの箸が交差し，いわゆるクロス箸になる（図5-7）。クロス箸で食べると，米粒等の小さいものをつまむことが困難となり，手づかみで食べる子どもがいる。箸が交差しないように子ども手指の発達段階にあわせてスモールステップを作

り指導すると効果的である。

2）箸末端固定法

スポンジを箸先に挟み，2つの箸を平行にしてから子どもに箸を持つように促す[6]。親指で押さえるように指導する（図5-8）とクロス箸が改善されてくる。

3）意外と多い箸自助具の誤使用

親に箸自助具を確認してみると，子どもの巧緻動作の発達に適していない箸自助具を使用しており，誤使用になっているケースが散見される。親に尋ねると，「近くのお店で，たまたまこれが売っていたので…」との回答が多い。箸自助具は多数販売されており，手指の発達に適したものを選定しなければならない。自分一人でフィッティングが難しい場合は手指機能の発達と箸特性に精通している専門家（例：作業療法士）に相談することを勧める。

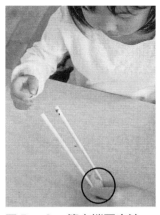

図5-8　箸末端固定法

出典）笹田哲：気になる子どものできた！が増える　3・4・5歳の体・手元の動き指導アラカルト，中央法規，pp.52-53，2013．

（3）食器を持つ手の動き

食べるときに片手のみの操作では効率が悪く，疲れやすくなる。スプーン，箸の持ち方だけでなく食器を押さえる，あるいは保持するなど，もう片方の手の動きのスムーズさも必要となる。両手を使いこなすことで食事動作が良好となる。特にお茶碗のような食器を持つときは，親指の動きがポイントである。親指の指腹部で押さえることが可能かを確認するとよい（図5-9）。

（4）手指機能に対する指導例

トング遊び　トングを用意し，親指で押える力を養うためにトングを持って小物をつまみ上げ，親指の操作を高める（図5-10）[7]。

洗面器まわし遊び　洗面器と小さめのボールを2個用意する。洗面器の中にボールを入れ，洗面器から落ちないように転がす。親指や手首の動き，手の力加減が身につく。

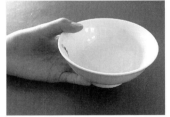

図5-9　お椀の把持

5　見る力の問題（第3段階）

第3段階は目の動きなどが含まれる。スプーンですくい，口元まで運び食べる。食器を持ち，箸でご飯を食べる動きは，頭の動きに合わせて眼球を上手に動かすことが求められる。第3段階の見る力は，第2段階の手指の操作の

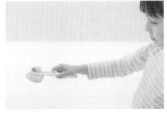

図5-10　トング遊び

出典）笹田哲：気になる子どものできた！が増える　3・4・5歳の体・手元の動き指導アラカルト，中央法規，pp.42-43，2013．

第5章　子どもの気になる食行動の見方とその指導法

精度を高めることにつながる。もし第3段階の見る力が弱いと、しっかり見ることができないため、食べ物を箸でつまめない、落とす、口元に運べないなどの目と手の協調性の問題がでてくる。

（1）目の評価ポイント

　子どもが物をしっかり見られない場合は、第一に視力の問題（近視、遠視、乱視など）が考えられる。食べ物、食器などの対象物を識別する能力を視力といい、目の検査で「C」の形を識別する検査がこれにあたる。また、移動している対象物を追い続けるときは、眼球を動かさなければならない（眼球運動）。眼球には外側に6つの筋肉が付着しており、これらの筋群によって眼球を左右、上下、斜めに動かすことが可能となる。さらに、2つの目で見たものをひとつの像にまとめる機能を両眼視機能という。この機能によって見た物が立体的に捉えることが可能になる。食事中、テーブルに置いてある食べ物、箸でピックアップした食べ物を見ながら口に運ぶなど、絶えず距離感が頻繁に変わる。このように、視力だけでなく、眼球運動や両眼視機能も評価しなければならない。

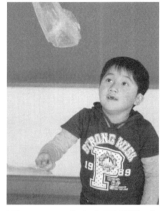

図5-11　うちわ風船遊び

出典）笹田哲：気になる子どものできた！が増える　3・4・5歳の体・手元の動き指導アラカルト，中央法規，pp.46-47，2013.

（2）眼球運動に対する指導例

　うちわ風船遊び　片手にうちわを持ち、ビニール袋を膨らませた風船を落とさないように風船を突く[8]。上下の眼球運動の使い方の学習になる（図5-11）。

　シャボン玉遊び　シャボン玉を吹くときはストローの先、飛んでいくシャボン玉を見るように促す。遠近の距離感を図る能力を身につける。

6　注意力の問題（第4段階）

　第4段階は注意、意欲の段階である。この段階は、食べることの司令塔の役割を果たす。第4段階に問題があると第3段階への悪影響として、見落とす、誤嚥、こぼしたりする。第2段階の手指の操作にも影響してくる。また、できないと不安になり、自信をなくしてしまう。ひとつひとつの動作に必要以上に時間を要するため全身の疲労感が増してくる。それが第1段階の姿勢の崩れにもつながる。このように注意力が弱いと様々な面に悪影響を及ぼす。注意には、①持続性、②転導性、③選択性、④配分性の4つの側面がある。

（1）注意の評価ポイント

　注意は非常に捉えにくいものであるが、4つの視点から評価するとよい。食事中に見ら

れる注意の4つの場面と機能低下の例を①〜④に示す。

①**持続性** ひとつのことを集中して続ける。（例：食事中，集中力が低下しすぐ飽きる。）

②**転導性** あることから，別のことに向ける。（例：周りの音や物などに気が散る。テレビを見ながら食べているとテレビに気がとられ食べることを中断してしまう。切り替えに時間がかかる。）

③**選択性** 周りの多くの刺激から，ある刺激を引き出す。（例：ごはん，味噌汁，おかずなど複数の食器の中からある食材を見つけるのに時間がかかる。）

④**配分性** 複数のことを同時に行える。（例：時間を気にしながら，所定の時間内に食べ終えられない。）

以上，注意を4つの側面で分類することで，注意機能のどの側面が発揮できていないのかが把握でき，そこに対応した指導が可能になる。上手に食べるには，4つすべての要素が必要となる。

（2）注意に対する指導例

注意だけを取り上げて指導するのは，他要因が関与するため困難であるが，第3段階の視覚と結びつけて指導するように心がける。食事中に行うことは適していないため，遊びの中で行う。たとえば参考文献で紹介した書字指導ワーク1の課題を使用するのもよい。書字ではあるが食事にも活用できる。

7 事 例

親，栄養士などから食事の相談を受けた事例を取り上げ，実際の指導法を紹介する。

【事例：箸の相談】

6歳女児。小学1年生。学校給食の時間，箸で食べていると，2本の箸を平行にして操作することができない。箸が交差してしまい，食べ物を上手につまめない。「このように動かしてごらん」と見本を示して指導しても，上手に指を動かすことができず，箸を落として手づかみになってしまう。正しい持ち方にさせたいが，うまくいかず最近では箸を拒否している。どこから指導してよいか悩んでいる。

（1）ピラミッド・ツールによる箸動作の特徴

箸で上手に食べるためには，頭で考える（第4段階）だけでなく，食べ物をよく見て，（第3段階），座り続けながら（第1段階），箸を操作し（第2段階），しっかり噛んで飲み込む（第3段階）ことが必要である。

ピラミッド・ツールによる本児の食行動評価

第1段階：座位バランスが不良であった。下肢の筋力低下だけでなく，姿勢保持力が不十分であった。

第2段階：2つの箸が交差するのは，親指で箸を押えられないことが主な原因と考えら

第5章　子どもの気になる食行動の見方とその指導法

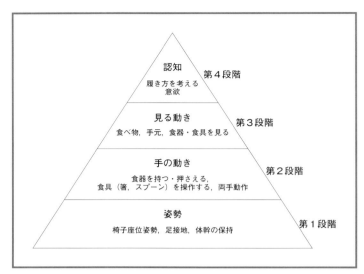

図5-12　箸動作のピラミッド

れた。箸を操作するときに，親指の押えが不十分なため，クロス箸になっていた。
　第3段階：視力や眼球運動に大きな問題は見られなかった。
　第4段階：箸の使い方の指導を試みるも成功しないため，箸で食べる意欲が低下していた。箸操作のイメージがつかめていなかった。
（2）指導の実際
　上記の分析を踏まえ（図5-12），ピラミッド・ツールの1，2，4の段階に対応した指導法を以下に解説する。
　第1段階（姿勢系）への指導
　あぐらすもう遊び　子どもは，あぐらになり，大人は，前後左右方向から体幹を軽く押した[3]。倒れないように姿勢を保持するように促した。
　第2段階（手指系）への指導
　箸操作の介助法：親指の指紋部で，箸を押えるように介助し押さえ方を学習した。
　箸末端固定法：スポンジを箸先に挟み，箸を並行にし，子どもに箸を持つように促し，親指で押さえるように確認した[3]。
　トングキャッチ遊び　トングを用意し，母指で押える力を養うため，トングを持って小物をつまみ上げ[7]，親指の操作を高めた。
　第4段階（認知系）への指導
　手順の確認とプラスのフィードバック：体の動かし方（体幹，手指，下肢）を言語化して動作を確認した。できたときは褒めるとともに，どのような動きができたのか，具体的にフィードバックし，自己効力感を高めた。

124

8 食べる楽しみのために

　食事でつまずき失敗体験が積み重なると自己効力感は低下し，食事を楽しめなくなる。自己効力感はピラミッド・ツールで捉えると，一番頂上の第4段階レベルに相当する。身体の動きに対する自己効力感を高めるには，第4段階への指導だけでは十分な効果は得られない。つまり下層の1，2，3段階にも目を向けて，姿勢・バランス，手，目そして口の動きを向上させることが重要である。食事で気になる行動チェックリストを作成したので実践で活用してほしい（表5−1）。子どもへの具体的な介助方法の詳細については文献を参照されたい[9-11]。子どもにとって食事が楽しい時間であってほしい。

表5−1　食事で気になる動作チェックリスト

| 1. 食事中，座位姿勢が崩れてくる |
| □よくある　　□ときどきある　　□ない |
| 2. テーブルに顔を近づけて食べる |
| □よくある　　□ときどきある　　□ない |
| 3. 食器を押さえるのが上手にできない |
| □よくある　　□ときどきある　　□ない |
| 4. 食器を持つのが上手にできない |
| □よくある　　□ときどきある　　□ない |
| 5. スプーンを持ってすくうのが上手にできない |
| □よくある　　□ときどきある　　□ない |
| 6. スプーン／箸を使うのをやめて手づかみになる |
| □よくある　　□ときどきある　　□ない |
| 7. 握り箸になり上手に操作できない |
| □よくある　　□ときどきある　　□ない |
| 8. クロス箸になり上手に操作できない |
| □よくある　　□ときどきある　　□ない |
| 9. 箸から食べ物を落とす／こぼす |
| □よくある　　□ときどきある　　□ない |
| 10. 箸で麺類をすくうのが上手にできない |
| □よくある　　□ときどきある　　□ない |

引用文献

1）笹田哲：気になる子どものできた！が増える　体の動き指導アラカルト，中央法規，pp.20-21，2012.
2）笹田哲：気になる子どものできた！が増える　体育指導アラカルト，中央法規，pp.42-43，2013.
3）笹田哲監修：発達が気になる子の「できる」を増やすからだ遊び，小学館，pp.40-41，2015.
4）新田収，笹田哲，内昌之：PT・OTのための発達障害ガイド，金原出版，pp.20-21，2012.
5）岩崎清隆，岸本光夫：発達障害と作業療法　基礎編，三輪書店，pp.97-98，2008.
6）笹田哲：気になる子どものできた！が増える　3・4・5歳の体・手先の動き指導アラカルト，中央法規，pp.52-53，2013.
7）笹田哲：気になる子どものできた！が増える　3・4・5歳の体・手先の動き指導アラカルト，中央法規，pp.42-43，2013.
8）笹田哲：気になる子どものできた！が増える　3・4・5歳の体・手先の動き指導アラカルト，中央法規，pp.46-47，2013.
9）笹田哲監修：(DVD版) 苦手をできるに変えるからだのつくり方　第1巻　基本の動作〜座る・バランス・見る〜，アローウィン社，2014.
10）笹田哲監修：(DVD版) 苦手をできるに変えるからだのつくり方　第2巻　手の動き〜えんぴつ・ハサミ・箸〜，アローウィン社，2014.
11）笹田哲監修：(DVD版) 苦手をできるに変えるからだのつくり方　第3巻　運動〜走る・なわとび・鉄棒〜，アローウィン社，2014.

参考文献

・岩崎清隆，吉松靖文，花熊暁：人間発達学，医学書院，2010.

第5章　子どもの気になる食行動の見方とその指導法

・笹田哲：気になる子どものできたが増える　書字指導ワーク1　字を書くための見る力・認知
　能力編，中央法規，2014.
・笹田哲：気になる子どものできたが増える　書字指導ワーク2　ひらがなの書き方編，中央法
　規，2014.
・笹田哲：気になる子どものできたが増える　書字指導ワーク3　カタカナ・数字の書き方編，
　中央法規，2014.

第6章　子どもの食べる楽しみの充実を　めざす栄養ケア・マネジメント

杉山　みち子*　川畑　明日香**　藤谷　朝実*　山城　秋美***

1 栄養ケア・マネジメントの体制づくりに向けて

　支援の必要な子どもは，その身体状況，精神心理状況によって低栄養や過剰栄養のリスクに陥りやすく個別の栄養ケアが必要である。そこで，障害児入所施設においては2008（平成20）年より管理栄養士が他の職種と協働して取り組む栄養ケア・マネジメント（第2章 p.15）が栄養マネジメント加算として導入されているが，その取り組みは今もなお遅れている。

　2014（平成26）年4月には障害者総合支援法によって，身近な地域の基幹相談支援センターを相談支援の拠点として，病院，施設，事業所等からの地域移行やその後の地域定着支援のための関係機関によるネットワーク構築やその強化が求められている。そこで，子どもの成長・発育や健康状態と密接にかかわる栄養の課題を解決し，その生活の大きな部分を占める食べる楽しみの充実をめざした栄養ケア・マネジメントは，子どもの各ライフステージを通じて縦断的に切れ目なく提供されるとともに，さらに，保健，医療，福祉，保育，教育，放課後等デイサービス，就労支援等にかかわる関連組織が横断的に連携した体制づくりが求められている（図6-1および第7章参照）。

　支援の必要な子どもにかかわる関連組織の栄養専門職は，まず本書によって栄養ケア・マネジメントの体制づくりやその取り組みの実際を学び，実践的活動として推進しなければならない。さらに，栄養専門職による個別の栄養ケアや栄養相談の提供量には極めて限界があることから，栄養専門職には，子どもへの相談や日常的な支援を担当している関連職種はもとより，保護者や支援者への啓発研修やコンサルテーション（電子メール等の活用も含めて）の提供が求められることになる。

　そこで，本章では，栄養ケア・マネジメントがめざす「食べる楽しみ」の充実に対する考え方や，その取り組みの基本について解説する。なお，支援の必要な子どもに対応した栄養ケア・マネジメントの詳細な実践活動のあり方は第2章を参照していただきたい。

＊神奈川県立保健福祉大学保健福祉学部栄養学科，＊＊神奈川県立保健福祉大学大学院，
＊＊＊仙台白百合女子大学人間学部健康栄養学科

第6章　子どもの食べる楽しみの充実をめざす栄養ケア・マネジメント

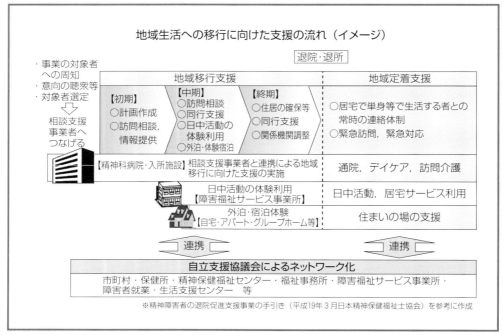

図6-1　地域生活への移行に向けた支援

出典）厚生労働省：障害児自立支援給付システムに関する都道府県・国保連合会合同担当者説明会「相談支援の充実等について（平成24年1月13日実施）」，地域生活への移行に向けた支援の流れ（イメージ）より

2 食べることの楽しみの充実のために

　栄養ケア・マネジメントを担う管理栄養士や協働する関連職種が共有する理念の形成は重要である。この理念が，専門職としての立ち位置，態度や判断を左右するからである。栄養ケア（栄養相談を含めて）における意志決定の中心は本人・保護者である。本人・保護者の不安や心配なこと，そして求めていることは何かを的確に把握するために，本人・保護者やその関連職種との双方向的コミュニケーションをはかり関連情報の収集に努めなければならない。

　そのうえで，マズローの欲求5段階説に従って，人の「食べること」を考えてみたい。図6-2に示すように，生理的欲求としての**食欲**は，生きて活動するための基本的な欲求である。そのため，食欲を引き出し回復させるため，あるいは場合によっては食欲を軽減するための支援が必要となる。**安全の欲求**とは，**食べ物や食事の安全・安心**を求める欲求である。人は食べ物の入手や準備に困難を感じたり，誤嚥の危険性があると不安になり，食品・食事の管理環境が不衛生になると安心して食べることができないものである。**社会的欲求**は，食事を楽しみ，食事を通じて人との**コミュニケーション**をはかることへの欲求である。次の**自我欲求**は，その人自身の嗜好，食文化，食習慣など，親から子，子から孫

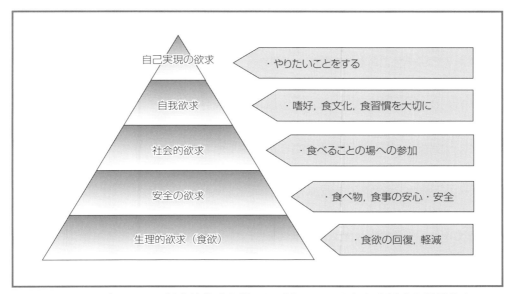

図6－2　人の5つの基本的欲求を満たし「食べること」を支援する栄養教育
出典）マズローの欲求5段階説をもとに作成

へと継承されてきたもので，本人や保護者のそれぞれの**個性が尊重されること**への欲求である。そして，**自己実現の欲求**は，誰もが生涯にわたりもち続けることになる**やりたいことをして自己実現をはかりたい**という欲求である。

　栄養ケア・マネジメントは，単に体重や検査値の改善にとどまらず，本人や保護者にとっての尊厳とはどういうことかを考え，全人的な深い理解へと接近していくことが求められる。そして，根源的ともいえる**食べること**に関する欲求を満たし，**口から食べる楽しみの充実**を子どもの個別の生活の流れのなかで大切に支援していくものでなくてはならない。

3 栄養ケア・マネジメント(Nutrition care and management：NCM）とは

　「栄養」とは，人が食べ物を口からとり入れ，消化管で消化・吸収，代謝して，生活活動を営んでいく，身体内の処理状態のことである。また「ケア」については，小山は，医療や高齢者ケア現場で使用される「ケア」を「みる」と訳すことを提案している。「診る」「看る」「視る」「観る」「覧る」「鑑る」などの意味を含んで「自分の目で確かめることで，転じて自分の判断で処理すること」（広辞苑）としている。ヘルスケアサービスの一環として「栄養をみる」，あるいは「栄養でみる」ことが「栄養ケア」である。

　一方，「マネジメント」とは，ある目的を達成するために目標に向けて人々を動かしていくための活動である。また，組織がその目的を達成するために各種の業務遂行上の機能

第6章　子どもの食べる楽しみの充実をめざす栄養ケア・マネジメント

や方法，さらには手順を効率的に進めるためのシステムである。この場合のシステムとは，科学的知見をもとにして，その手順が文章化されていることが必要である。

栄養ケア・マネジメントはヘルスケアサービスの一環として，個々人に最適な栄養ケアを行い，その業務遂行上の機能や方法，手順を効率的に行うためのシステムである。そのゴールは，個々人の栄養状態を改善し，QOL を向上させることである。このことによって，食べる楽しみの充実や自立した日常生活を支援することができる。

栄養ケア・マネジメントの基本構造は，栄養スクリーニング，アセスメント（栄養アセスメントを含む），栄養ケア計画（栄養ケア・プラン），実施・チェック，モニタリング（再アセスメント），評価と継続的品質改善活動からなる。

なお，米国栄養士会によって開発された栄養診断は，従来，栄養状態の評価・判定ともいわれており，栄養アセスメントから収集された情報に基づいて栄養の課題（問題）について明確に記録することである。栄養アセスメントと栄養ケア計画とを結ぶものであり，栄養アセスメント票においてはアセスメントから導かれた結論すなわち問題（課題）として，あるいは栄養ケア計画書の冒頭に解決すべき課題として記載するとよい。

④ 栄養スクリーニング

栄養スクリーニングは，対象者の栄養状態のリスク（栄養リスク）を判定するために，関連要因を明らかにする過程である。入院・入所，在宅訪問時，あるいは個別支援計画の作成にあたって，できるだけ早期に実施される必要がある。できれば，3か月，6か月，1年ごとの定期的な実施体制が整備されることが望ましい。

障害児には，身近な地域の病院（栄養ケア・マネジメントが栄養管理体制として基盤整備されていることが必要とされ，入院基本料が包括されている）や施設（栄養マネジメント加算として体制整備と取り組みを行うことができる）に入院・入所すると，栄養リスクのスクリーニングが実施される。身長・体重の成長曲線に定期的に測定した身長・体重をプロットしてくことが求められる。また，食事時のミールラウンドでの観察や，食事摂取量の大まかな把握が必要である（詳しくは第2章参照）。

このような栄養スクリーニングの推進には，栄養専門職ではない地域の関連組織の担当者が身長や体重を1か月ごとなど定期的にモニタリングし，その情報を栄養専門職に提供できるネットワークづくりが求められている。

その後，栄養リスクのある者には詳細なアセスメントが行われ，課題の把握，栄養ケア計画の作成と栄養ケア・マネジメントのプロセスが展開されていくことになる。

5 アセスメント

（1）アセスメントのポイント

　栄養専門職は，栄養リスクのある者（栄養リスク者）に対し，アセスメントに先立って，認定調査（給付決定や障害支援区分の調査，概況調査，特記事項など），サービス等利用計画，個別支援計画等，診療記録，相談記録等の基本情報から栄養ケア・マネジメントに必要な情報を収集する。

　特に，疾患，障害や身体状況（口腔，摂食嚥下機能，日常生活活動度，日常生活機能），精神心理状況，認知状況，嗜好・食歴，食事介助・支援，日常生活の状況，服薬状況や保育園・学校での状況等を既存の記録や関連者から把握しておくことである。

　栄養専門職によるアセスメントの中核には栄養アセスメントが位置づけられる。これは，栄養リスク者の取り上げるべき栄養状態の改善指標やその程度を評価・判定するプロセスである。栄養ケア計画を作成するためには，栄養情報を収集し栄養状態の問題の特性や程度を明確化する。栄養アセスメントは栄養状態の評価・判定をすることであり，チームケアやネットワークに参画するために栄養専門職として習得していなければならない。

　栄養アセスメントは，栄養状態の直接的評価方法である臨床診査，臨床検査や身体計測が実施され，間接的評価方法である食事調査が行われる。臨床診査においては，**ミールラウンド（食事時の観察）**を通じて，管理栄養士や担当の関連職種がともに，その専門性を活かしあって食事時の徴候・症状，姿勢，摂食嚥下機能，食事調整レベルの適正性等を把握するようにする（詳細は第2章参照）。

　さらに，個別に適切な栄養ケアや栄養相談を提供するためには，栄養アセスメントだけでは，十分ではない。後に述べるように習慣的に生活行動の背景にあり栄養状態との関連が推察される要因や生活環境（食環境を含める）についての包括的なアセスメントを行い課題や原因を明確化し，栄養ケアや栄養相談の計画において課題の解決を行っていくことが求められる。この場合，プリシード・プロシードモデル（図6-3）を活用して，食行動，食習慣にかかわる要因（準備因子，強化因子，実現因子），さらに，食環境，食行動にかかわる生活行為に関する情報を丁寧に聴取する必要がある。

1）準備因子

　行動変容の動機づけに関連する因子で，知識，態度，信念，価値，認識などである。

　態度については，行動変容ステージを用いて，行動変容状況あるいは行動変容に対する態度がどの段階にあるかを確認することができる。

　一方，特定の食品や料理に対するこだわりや思いこみ，新しい事柄や習慣や，他者（家族あるいは家族以外）の栄養・食事サービスを受け入れることへの抵抗感，有料サービス利用の可否なども聴取してみる。特に食行動は，子どもの心や感情の問題と深く結びついている場合が多く見うけられることから，心の問題を解決し，食べて，よりよく生きること

第6章　子どもの食べる楽しみの充実をめざす栄養ケア・マネジメント

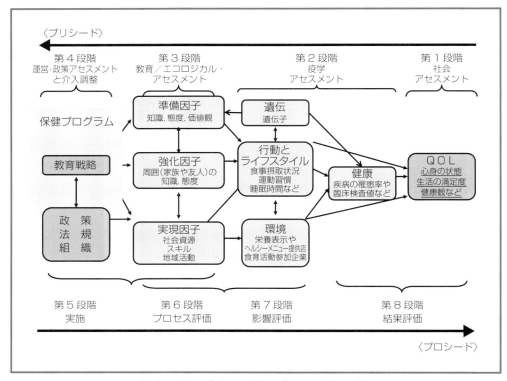

図6-3　プリシード・プロシードモデル

への価値を見出し，子どものみならず保護者や支援者自身が食べることによって育まれる健康に対する信念や態度について学び，子どもの成長を支援していくことが求められる。

2) 強化因子

　周囲の人々の態度，行動といった要因のことである。子どもに栄養・食事支援をしている保護者や支援者の知識，態度，実践能力等の状況をきちんとアセスメントしたうえで，実践可能な計画を作成することが必要になる。

　たとえば，栄養・食事について最も影響を及ぼしている保護者，保護者以外に支援にかかわっている家族や近隣者，関連組織（保育や教育も含めて）の担当者の状況（年齢，健康状態，就労状況，栄養・食事の問題に対応する認知，知識，意欲の程度，調理や食事準備能力，子ども栄養や食べることに対する不安や心配などの感情やストレス状況，ニーズ（要求や希望していること）等を具体的にアセスメントしておくことが必要である。

3) 実現因子

　行動変容や環境変化を可能にする技能や資源，行動変容や環境変化に影響する資源の利用可能性，近隣性，規則，法律などをいう。

　簡便な調理機器・冷蔵庫の保有状況とスペース，食材調達の利便性，利用可能な栄養・食事サービス内容（在宅訪問サービス，通所サービス，給食等の宅配サービス，商店街などが行う

食材配達システム，ボランティアや地域での共食を伴う子ども食堂などの食事支援サービス，買い物代行，同じ課題を共有できるセルフ・ヘルプグループの集まり，保育園，学校および放課後デイサービスでの状況など）に関する情報収集を行う。

4）食環境に関するアセスメント

食行動は環境から強く影響を受ける。環境要因には，家庭，施設だけではなく，保育園や学校など子どもが関係する組織，地域から社会環境までが含まれる。また，食物へのアクセスや本人や家族が関係する様々な場において提供される情報の内容も含まれる。

5）食行動に関するアセスメント

日常的な食行動に関して本人あるいは家族に聴取したり，観察する必要がある。たとえば，ミールラウンドを通じた食欲の程度，噛み方，食事時間，食事や間食の時刻，食事の認知，過食，空腹感の訴えが多くないか，隠れ食い，食事のための買物・調理の可否などである。また，食行動の変容以前に食事姿勢や食事環境の整備が優先的事項である場合は少なくないので，歯・口腔，嚥下の問題，摂食時の姿勢（寝たきりでギャッジアップ，車椅子騎乗，食卓にて座位など），視力の程度（視力が弱い，左右片側の食物を見落とすなど），四肢麻痺，口腔内麻痺，食事介助の程度（箸，スプーンやフォーク使用，手掴み介助，一部介助，全介助）などを確認することも必要である。このような食事摂取量に影響する要因については，「支援が必要な子どものためのアセスメント・モニタリングならびに栄養ケア計画表」（p.156）も活用して，問題の改善のための計画を作成する。

（2）栄養診断

栄養診断は栄養アセスメントの次のステップであり，生じるリスクあるいは実際に起きている栄養関連問題について標準語を使用して記述することによって，栄養関連問題を明確化する。医学的な診断とは異なり，P-E-S の形式を用いて記載される。

P（problem）　　　　　：**問題**　栄養判定名（複数該当する場合もある）
E（etiology）　　　　　：**病因**　問題の原因・病因
S（sign/symptoms）：**徴候／症状**　症状や患者の栄養診断のために用いたデータ

栄養診断名が E にも該当する場合や複数該当する場合がある。その場合は，栄養関連問題に影響の大きい原因やより早く解決すべき問題から優先的に取り込む。E は，患者の栄養関連問題の原因でありケアの対象となる。S は栄養診断の根拠となる現象であり，栄養アセスメント，評価，モニタリングで確認される項目である。栄養診断は①摂取量（nutrition intake：NI），②臨床栄養（nutrition clinical：NC），③行動・環境（nutrition behavioral/environmental：NB）に分類させる。

❻ 栄養ケア計画

栄養ケア計画（栄養ケア・プラン）とは，一人の対象者に対して栄養の問題の解決のため

第6章 子どもの食べる楽しみの充実をめざす栄養ケア・マネジメント

に，ひとつの実行可能な計画を対象者のケアにかかわる人々で協議，決定した内容を文章化したものである。

一般的に，アセスメント，カンファレンス，栄養ケア計画の作成，栄養ケア計画の実施，モニタリング（再アセスメント）という一連の流れを前提として，サービスがいつ，どこで，だれが，何を，どのように提供するかが最低限記入されているものである。したがって，アセスメントを実施したら必ず一人にひとつの栄養ケア計画が作成される。

また，栄養ケア・マネジメントにおいて栄養ケア計画は，栄養補給，栄養教育，多職種による栄養ケア計画の3つの柱で作成される。

1）栄養補給

栄養補給計画は，適正なエネルギーならびに栄養素の補給量，補給方法（食事か食事＋栄養補助食品，強制経腸栄養，静脈栄養法，栄養法の移行方法など）について，いつ，何を，どのように提供されるかが具体的に作成される。子どもに対応したエネルギー補給量やたんぱく質等三大栄養素の必要量の決定については，第2章を参照してほしい。

2）栄養教育（栄養相談・コンサルテーション）

栄養補給量やそのための方法が計画されても，子どもや保護者が個別の特性に適切に対応した補給方法や食べ方，食べさせ方についての態度，認知，知識，技術がなければ適正な栄養素の補給は実践されない。

先に述べたように食行動，食習慣にかかわる背景要因を包括的にアセスメントすることによって，その効果的な解決の方途を栄養相談として計画する。

一方，栄養専門職による関連職種や支援者へのコンサルテーションも有効である。子ども同士のグループや，保護者や支援者（トレーニングされたファシリテーター）が参加しての買い物，調理や食事準備，共食，後片付けなどの一連の食生活の自立支援をめざした体験学習も計画してほしい。

さらに，保護者が子どもの特性に見あった食事づくりや，食事介助ができるようになるトレーニング（ペアレントトレーニング）も効果的である。このペアレントトレーニングによって熟練した保護者は，ほかの保護者への助言者（ペアレントメンター）として，仲間同士のピアカウンセリングを行ってもらい，栄養ケア計画に位置づけるとよい。

3）多職種による栄養ケア計画

栄養状態には，疾患・医薬品，歯科問題，咀嚼・嚥下問題，日常の身体活動量，食事の自立，心の問題，家族の意識や協力，居住環境，経済的・社会的問題など多くの要因が，直接的，間接的に関連している。それゆえ，管理栄養士のみならずケアチームに携わる多様な専門職によるアセスメントからも栄養や食事に関連する問題は明確になり，その改善にはチームで取り組み，栄養問題を改善する。

カンファレンスは，本人や家族も参加し，各専門職種によって栄養や食事とかかわる問題点について情報交換が行われ，各種の問題を討議し，方針を決定後，計画を立案する場

8．モニタリング

である。栄養専門職は各種専門家の情報から，栄養補給目標や実施案を実行可能なものへと調整していく。一方，ほかの専門職種によっても，栄養問題や食事問題との関連から，それぞれのケア目標や実行計画の変更や追加が行われる。

　カンファレンスでは，本人・家族の意志が優先され計画が修正される。本人・保護者への説明と同意（インフォームド・コンセント）が行われることになる。この場合，子どもが説明を理解し同意することができない状況にある場合でも，保護者と一緒に子どもでも理解しやすい資料やことばを用いて説明を受けること（インフォームド・アセント）は重視されなければならない。

7 栄養ケア計画の実施とチェック

　作成された栄養ケア計画の実施に際しては，Plan → Do → Check → Act の PDCA サイクルを用いる。この PDCA サイクルは，サービスの質を保証するためのマネジメント技法である。栄養ケアを実施したら，この PDCA に基づいて計画 Plan と実施 Do のずれを絶えずチェックし，その時点でなぜずれが生じたのか，またどのような修正が適切であったのかを常時分析することが必要である。

　PDCA サイクルに従ってチェックが行われていれば，食事に付加された栄養補助食品が患者の嗜好や耐性にあわずに残され続けていたり，栄養食事指導の目標を達成するための努力がなんら行われないまま 1 か月後のモニタリング時期を迎えてしまうということはなくなるはずである。

8 モニタリング

　モニタリングとは栄養ケア計画の実施上の問題，たとえば対象者の非同意・非協力，合併症，栄養補給法の不適正，協力者の問題などがなかったかを評価する過程である。モニタリングとは再アセスメントである。モニタリングにおいて再アセスメントを行い，栄養スクリーニング指標の改善が達成されていれば，栄養ケア・マネジメントは終了となる。

1）栄養ケア計画の修正

　モニタリングにおいて，再度栄養アセスメントを行い，ケース目標が達成されていない場合には，ケース目標を達成可能なレベルに変更するか，ケア目標の変更を行うか，対象者のニーズにあわせて再検討し，栄養ケア計画を変更する。また，栄養ケア計画を実施した結果，生じる問題についても問題があれば対処するための栄養ケア計画を作成する。たとえば，低栄養状態の患者に対して栄養補給量の増大が計画され，補給を実施した結果，身長・体重や血液検査データ等から代謝上の問題は生じていないかなどを確認し，問題があれば栄養補給量の再算定や経腸栄養剤の質・投与速度などを再度検討し，計画の変

135

更を行う。変更された栄養ケア計画は再び実施され，モニタリングが繰り返される。この繰り返しにより，計画 Plan と実施 Do のずれを絶えずチェックし，そのずれに対する修正が適切であったのかを常時分析することによって，栄養ケア・マネジメントの質が保証されるのである。

2）モニタリングの期間

モニタリング期間は，アセスメント項目によっても異なる。栄養ケア計画作成の段階で，モニタリングの期間を栄養アセスメントの項目ごとに決定しておく必要がある。血液生化学的検査項目は半減期をもとに，身体計測値は1週間ごと，あるいは1か月ごと，喫食率は毎日，あるいは1週間ごとなどというように，子どものリスクレベルに対し，項目の変化の時期ごとに応じて設定する。また，業務に無理，むだ，むらが生じないようにモニタリング期間やその方法を設定していくことが必要である。

9 評価と継続的品質改善活動

栄養ケア・マネジメントの質を改善していくためには，現状を出発点として，いかに改善されたかを継続的に評価し，改善活動に取り組んでいかなければならない。これを継続的品質改善活動（continuous quality improvement：CQI）という。

評価は，① 実施上の問題点がなかったかどうかを検討し，改善点をみつける，② 有効性，効果，効率を明らかにする，③ 研究や理論化を行う，の3つの目的で行う。栄養ケア・マネジメントはヘルスケアサービスの一環であるため，栄養ケア・マネジメントの評価はその他のヘルスケアサービスと同様に，構造（structures），経過（process），結果（outcomes）の3つの要素から構成される（図6-4）。

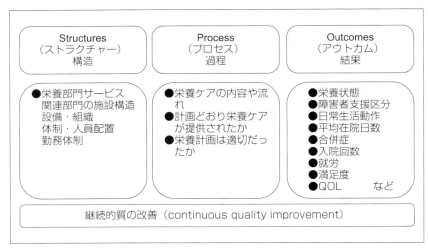

図6-4　栄養ケア・マネジメント（NCM）の評価

1）構造（ストラクチャー）

　まず，対象者にアセスメント（栄養アセスメントを含める）を実施して，栄養ケア計画を作成する。しかし，計画の作成や実施の段階において，すぐに問題に直面し，スムーズに進まない場合も多い。この場合には，構造上の問題があることが多い。組織や人員配置を見直し，問題があれば業務の流れやその内容，業務の優先性についても検討してみる。

2）経過（プロセス）

　経過評価は，適正な栄養ケアが実施されているか，その手順は正しいかなどが評価される。また，栄養ケアを質的にコントロールするために，方法，費用，人的資源，施設，設備などに実施上の問題がないかも評価する。そのため，栄養ケア・マネジメントの経過で質的評価として行われる場合が多い。

　栄養ケア・マネジメントを構成する業務項目を系統的に整理し，対象者ごとに各項目の実施の有無をチェックし，全対象者あたりの実施率を算出し，事前に目標設定した実施率と実際の実施率の差を評価する。

　栄養相談の場合には，参加率やドロップ・アウト率（脱落率）なども調査する。適正に実施されていない場合や実施状況が十分でなければ，その方法や手順，内容，費用，人的資源，施設，設備などに実施上の問題がないかを評価し，計画どおり実施できなかった対象者の割合とその理由も明確にする。

　また，保護者，栄養部門関連者，その他の専門職種，関連組織の担当者の協力が得られているかなども可能な限り検討する。この場合の情報には，本人や保護者等関係者の言葉を記述（サマリー）した日誌や帳票，そのほかの関係者からの要望やクレームなどを記述した業務記録，関係者の意識などの記載内容があげられる。このような質的な評価が，栄養ケア・マネジメントを実施するうえで内在する問題点を提示する場合が少なくない。

3）結果（アウトカム）

　最終的には，生活行為の自立，栄養ケア・マネジメントの経過の各時点での結果（アウトカム）目標の測定を繰り返し（アウトカム・モニタリング outcome monitoring），このモニタリングから得られた情報を用いて，適正な結果（アウトカム）の達成に向けて栄養ケア・マネジメントの質の向上を図っていくことになる。

　具体的な結果指標としては，栄養スクリーニングに用いた栄養指標，ならびに医療経済的な評価指標として障害支援区分，日常生活自立度，入院・入所回数，退院・退所後から入院・入所までの期間（地域定着期間），在宅移行，就労やその継続，医師の受診回数や受診回数，投薬・注射・処置料などが設定できる。最終的に栄養ケア・マネジメントは，業務の無理，むだ，むらをできるだけ除去し，対象者にとって質の高いサービスが提供される必要があることから，本人や保護者の QOL の観点から食べる楽しみ，自己実現，満足感などを主観的に評価することが求められてくる。支援の必要な子どもを対象とした栄養ケアや栄養教育の関連文献は少ないが参照してほしい（表6－1）。

第6章　子どもの食べる楽しみの充実をめざす栄養ケア・マネジメント

表6－1　支援が必要な子どもの栄養教育に関する研究報告

障害種別	介入内容および結果
身体・知的	肥満クリニックに通う身体・知的障害児30名（2～19歳）と保護者への栄養教育 【初回面談90分で目標設定後1，2，3，6，12か月後にフォローアップ】 ⇒BMIz値の減少（M=2.43→2.36，p<.01），摂取する果物・野菜・穀類の食品数の増加（t（16）=3.18，p<.01; t（16）=2.63，p=.02; t（16）=2.37，p=.03）が見られた。 　　　　　　　　　　　　　　　（前後比較，2014，US，Gilletteら）[1] 発達障害や神経筋障害のある児童（6～14歳）と保護者28名への栄養教育 【初回面談60分で目標設定後，16週間で個別カウンセリング2回，集団教育2回。後半は食事記録のレビュー】 ⇒BMIの有意な減少は見られなかったが食習慣の改善では14名（46%）がすべての目標を達成し，26名（93%）が1つ以上の目標を達成した。 　　　　　　　　　　　　（前後比較，2006，US，Fragala-Pinkhamら）[2]
身　　体	ろう学校に通う聴覚障害児36名（10～13歳）への栄養教育 【コンピュータ画像を活用したバランスのよい食事に関する5日間の講義・テスト】 ⇒理解度テストの正答率が82.22%と目標値の80%を上回り，知識量の向上が見られた。（p<.00001）　　　　　　（前後比較，2013，タイ，Srisorachatrら）[3] 母親　中高度の脳性まひ児（1～11歳）と子の摂食に困難を感じる母親22組への栄養教育 【母子4，5組を1グループとした適切な栄養補給のための12週間の栄養教育】 ⇒胸部疾患（p=.005），体重年齢比（p=.02），摂食能力（p<.001），児の気分（p<.001）が有意に改善した。また，食事中の児の態度の改善により，介護者のストレスと食事介助にかかる時間が低減した。 　　　　　　　　　　　（RCT，2012，バングラデシュ，Adamsら）[4]

出典）出口瑞穂，藤谷朝実，杉山みち子，2017より

1）Gillette ML. Stough CO. Beck AR. Maliszewski G. Best CM. Gerling JK. Summar S. : Outcomes of a weight management clinic for children with special needs. J Dev Behav Pediatr. 34（4）: 266-273, 2014.
2）Fragala-Pinkham MA. Bradford L. Haley SM. : Evaluation of the nutrition counselling component of a fitness programme for children with disabilities. Pediatr Rehabil.9（4）: 378-388, 2006.
3）Srisorachatr S. Huadong Y. Hudthagosol C. Danthanavanich S. : Computer assisted instruction on "learning nutrition flags for deaf 5th grade and 6th grad students": effectiveness of instruction. J Med Assoc Thai. 96 suupl5: S49-54, 2013.
4）Adams MS. Khan NZ. Begum SA. Wirz SL. Hesketh T. Pring TR. : Feeding difficulties in children with cerebral palsy: low-cost caregiver training in Dhaka, Bangladesh. Child Care Health Dev. 38（6）: 878-888, 2012.

参考文献

・東京都社会福祉協議会：障害者総合支援法とは　改定第2版，2015.
・杉山みち子他：栄養ケア・マネジメントのリーダーになるために，厚生科学研究所，1997.
・小山秀夫：高齢者ケアのマネジメント論，p.65，厚生科学研究所，1997.
・杉山みち子：栄養教育の概念，カレント栄養教育論，pp.1-8，建帛社，2016.
・Rokusek C. Jarka E. Hanley B. Hahn JE. Community-Based Nutrition Services and Resources. Pediatric Nutrition in Chronic Diseases and Development Disorders. Prevention Assessment and Treatment. Second eds., pp.63-69. Ekvall SW. Ekvall SW., Oxford Uniuv Press, 2005.

第7章　支援の必要な子どものための保健福祉施策

小山　秀夫*

1 障害のある子どものための入所，通所，居宅サービス

　障害児を支援するためのサービスの提供は，18歳未満の身体障害，知的障害，精神障害（発達障害を含む）が対象となっており，その制度は2012（平成24）年4月に児童福祉法に一本化された。児童福祉法は，障害のある児童も含めた子どもたちの社会的養護に関する法律（昭和22年）として，「児童に対する養育の責任は，保護者と共に国や地方公共団体が負うとし，児童養育の公的責任」を明記している。児童福祉法における障害児への支援は，

　　障害児通所支援 （児童発達支援等）：市町村が実施する通所による支援
　　障害児入所支援 （障害児入所施設）：都道府県が実施する入所による支援

の2つがある。

　一方，障害児のための在宅サービスは，2005（平成17）年に制定された障害者自立支援法が，2013（平成25）年には，障害者の日常生活及び社会生活を総合的に支援するための法律：障害者総合支援法と名称を変えて，2018（平成30）年度に再編され，障害者だけではなく障害児に提供される居宅サービスがいくつか位置づけられている。その基本的な理念は，1993（平成5）年の障害者の自立と社会参加の一層の促進を図るために改定された障害者基本法の理念であるライフステージのすべての段階において全人的復権をめざすリハビリテーションの理念と障害児・者が障害をもたない者と同時に生活し，活動するノーマライゼーションの理念が継承されている。2003（平成15）年から障害児の在宅サービスは，従来の支援費制度によって行政がサービスの利用を決める措置制度から，利用者がサービスを選んで決定する契約制度へと大きく変換した。これに伴って民間企業や様々な経営主体のサービスが提供されている（表7－1）。

　なお，このような居宅サービスと児童福祉法に基づく通所サービスは一体的に利用することができる。さらに，放課後等デイサービス，保育所等訪問支援／学齢児を対象とした放課後支援が充実し，障害があっても保育所等の利用ができるように訪問サービスが利用できるようになっている。また，施設入所の障害児が18歳以上になると，障害者総合支援法に基づく障害福祉サービスが継続して提供される。

＊兵庫県立大学経営学部経営研究科

第 7 章　支援の必要な子どものための保健福祉施策

表 7 － 1　2018（平成30）年 4 月「障害者の日常生活及び社会生活を総合的に支援するための法律及び児童福祉法の一部を改正する法律」（障害者総合支援法改正）の要点

Ⅰ．障害者の望む地域生活の支援
・施設入所支援や共同生活援助を利用していた人などを対象として，定期的な巡回訪問や随時の対応により，円滑な地域生活に向けた相談・助言等を行うサービスの新設。 ・就業に伴う生活面の課題に対応できるよう，事業所・家族との連絡調整などの支援を行うサービスの新設。 ・重度訪問介護について，障害者が医療機関に入院したときも一定の支援を可能とする。 ・65歳に至るまで長期的にわたり障害福祉サービスを利用してきた低所得の高齢者障害者が引き続き障害福祉サービスに相当する介護保険サービスを利用する場合に，障害者の所得の状況や障害の程度等の事情を勘案し，介護保険サービスの利用者負担を障害福祉制度により軽減（償還）できる仕組みづくり。

Ⅱ．障害児支援のニーズの多様化へのきめ細かな対応
・重度な障害などにより外出が著しく困難な障害児に対し，居宅を訪問して発達支援を提供するサービスの新設。 ・保育所等の障害児に発達支援を行っている保育所等訪問支援について，その対象を乳児院，児童養護施設の障害児に拡大する。 ・医療的ケアを要する障害児が適切な支援を受けられるよう，自治体は保健・医療・福祉等の連携促進に努める。 ・障害児のサービスに係る提供体制の計画的な構築を推進するため，自治体は障害児福祉計画を策定する。

Ⅲ．サービスの質の確保・向上に向けた環境整備
・補装具費について，成長に伴い短期間で取替える必要のある障害児の場合に貸与の活用も可能とする。 ・都道府県がサービス事業所の事業内容等の情報を公表する制度を設けるとともに，自治体の事務の効率化を図るため，所要の規定を整備する。

（1）サービスの申請から利用までの流れ

　児童福祉法に基づく入所サービス（障害児入所支援）の利用については，市町村の児童相談所に申請し，児童相談所が専門的な判断を行うため，障害児支援利用計画が作成される必要はない。一方，通所サービス（障害児通所支援）の利用については，市町村が必要と認めた場合に，保護者は市町村に障害支援区分の認定について申請し，指定障害児相談支援事業者が「障害児支援利用計画案」を作成し，支給決定を受けた後に契約がされる。

　障害者総合支援法に基づく居宅サービスの利用については，指定特定相談支援事業者が計画相談支援を行い，市町村が必要と認めた場合に障害児の居宅サービス支給決定の参考となる「サービス等利用計画案」の作成が行われる。

　この場合に，通所サービスと居宅サービスを一体的に行うためには，障害児の通所サービスの利用支援を行う指定障害児相談支援事業者と居宅サービスの利用支援を行う指定特定相談支援事業者は同一であることが必要である。

1．障害のある子どものための入所，通所，居宅サービス

（2）給付決定について
1）施設サービス

　申請を受けた都道府県が，障害児やその保護者に関する勘案事項の①〜⑨を勘案して，入所給付費の支給の要否や算定額を決定している（表7-2）。

　決定にあたっては，発達途上にあり時間の経過と共に障害の状態が変化すること，乳児期については通常必要となる育児上のケアとの区別が必要なこと等検討課題が多く，現段階では障害支援区分は設けられていない。

表7-2　障害児入所支援の給付支給決定にあたっての勘案について

① 障害児の障害の種類及び程度その他の心身の状況	a．身体障害者手帳や療育手帳等に記載されている障害の状況又は疾病名のみに着目するのではなく，障害があるために日常生活を営むのに支障をきたしている状況等を含めて勘案する。
	b．指定医療型障害児入所施設又は指定発達支援医療機関において，地域生活に向けた一定期間の入所支援を行うことにより，一定期間経過後に退所が可能であるかどうかの判断には，利用予定の入所施設又は医療機関の医師に支援の目的及び支援内容を記載した意見書の添付を求め，入所集中訓練の実施によって，一定期間経過後に退所が見込まれるかどうかを確認する。支援計画は，入所期間中の支援内容に加え，退所後通院等によるリハビリや相談支援等も含めた総合的な計画とし，複数回の入所が必要となる場合はあらかじめ計画に盛りこみ，特に，入所期間については，手術後に十分なリハビリ期間を設けているか等について確認する。
	c．「その他の心身の状況」とは，施設入所よりも医療機関への入院が適当である場合等であり，都道府県は，申請者の同意を得て障害児の主治医等の医療機関に問い合わせるほか，申請書に健康診断書の添付を求めることにより確認を行うとされている。
② 障害児の介護を行う者の状況	保護者の有無，年齢，心身の状況及び就労状況等を勘案する場合には，家庭環境の問題によって，児童を家庭から引き離さなければ，児童の成長に重大な影響を与えると判断された場合等が想定されるが，個々の事例に関しては，十分に家庭環境や障害児の発育を考慮し入所による支援が適当か，通所による支援が適当か等を判断する。なお，保護者がいる場合に障害児入所給付費の支給を行わないという趣旨ではないが，有期有目的の支援は，地域生活に向けた支援を行うために，有期有目的の支援を行うことにより一定期間経過後に退所が可能であるかどうかの判断は，家庭における養育環境が不適切である等により社会的養護が必要な場合や，保護者等の行う養育を一時的に代行するための支援である場合は有期有目的の支援にはあたらないことに留意すること。
③ 障害児の保護者に関する障害児入所給付費の受給の状況	
④ 障害児の保護者に関する障害児通所給付費の受給の状況	
⑤ 障害児の保護者に関する介護給付費等の受給の状況	

第7章　支援の必要な子どものための保健福祉施策

⑥ 当該申請に係る障害児に関する保健医療サービス又は福祉サービス等の利用の状況	申請されたサービス以外のサービスの利用状況を踏まえ，入所給付決定により当該障害児が全体としてどのようなサービスを受けながら生活することになるのかを把握した上で，入所給付決定を行う。
⑦ 障害児又は障害児の保護者の指定入所支援の利用に関する意向の具体的内容	障害児の保護者が受けようとするサービスの内容，利用目的等，具体的にどのような利用の意向があるのかを勘案して，入所による支援が適当か等を判断する。
⑧ 障害児の置かれている環境	障害児が居住する住宅の構造（例えば，障害に対応した住宅改修の状況），立地や生活環境等を勘案する。
⑨ 指定入所支援の提供体制の整備の状況	障害児入所給付費の入所給付決定を行うにあたって，実際に障害児が当該指定入所支援を利用できる見込みがあることが必要であることから，本事項を勘案すること。利用の見込みは，保護者から利用予定施設を聴き取るほか，保護者からの求めに応じ，あっせん・調整，要請を行い判断する。特に，有期有目的の支援を行うことにより一定期間経過後に退所が可能であるかどうかの判断にあたっては，利用予定の指定医療型障害児入所施設又は指定発達支援医療機関と支援の内容等について事前に調整を行う。
以上の審査勘案事項の聴き取りは，申請者から都道府県の職員が行うことが原則となる。また，本人からだけでは十分な聴き取りが困難である場合，本人の状態をよく知っている者（家族のほか，事業所・施設を利用している者については事業所・施設職員を含む。）からも聴き取りを行い，適切な把握に努めることが必要であるとされている。なお，通所サービス利用における勘案事項も以上と同様であるが，通所サービスにおける介助の必要性や障害の程度の把握のために表7－3に示す5領域11項目の調査が行われる。	

　障害児を持つ保護者の個々のニーズや地域におけるサービス提供基盤は多様であること，さらに，入所支援にかかわる報酬は利用実績払い（日額報酬）では1日単位で算定されるので，報酬の重複がなく様々なサービスを組みあわせることができる。しかし，原則として，障害福祉サービス（居宅介護等）の利用はできない。ただし，一時帰宅する場合には，市町村が特に必要と認める場合には，指定入所支援にかかわる報酬（入院・外泊時加算を含む）が全く算定されない期間中には，通所サービスや訪問系サービスの支給を受けることができる。都道府県は，申請者からの具体的な利用意向の聴き取り等を踏まえて入所給付決定を行い，給付決定期間等を定める。また，給付決定期間が終了しても，改めて障害児入所給付費の入所給付決定を受け継続してサービスを受けることができる。

　なお，次の①から③に該当する場合には，「措置制度」に基づく施設利用がされる。① 保護者が不在であることが認められ，利用契約の締結が困難な場合，② 保護者が精神疾患等の理由により，制限行為能力者またはこれに準ずる状態にある場合，③ 保護者の虐待等により，入所が必要であるにもかかわらず利用契約の締結が困難と認められる場合である。なお②，③の「等」の解釈として，**親が養育を拒否している場合**（親に対する指導を児童相談所が行っても，改善されない場合を想定），**親が障害を受容できず，健常児と同じ**

育児に固執し，児童に悪影響を与える場合，家庭環境の問題によって，児童を家庭から引き離さなければ児童の成長に重大な影響を与えると判断された場合等が想定されている。個々の事例に関しては，十分に家庭環境や障害児の発育を考慮して決定すべきとされている。

さらに，2018（平成30）年度の制度の編成にあたって，食事提供体制加算については，食事の提供に関する実態等の調査・研究を十分に行ったうえで，引き続きそのあり方を検討するとされている。

2）通所サービス

給付決定にあたっては，勘案事項として施設サービスと同様に①から⑨について障害児または保護者からの聴き取り調査が行われる。介助の必要性や障害の程度を把握のためには，5領域11項目の調査（表7-3）が行われる。また，必要がある場合には児童相談所

表7-3　障害児の調査項目（5領域11項目）

項　目	区　分	判断基準
① 食　事	・全介助 ・一部介助	全面的に介助を要する おかずをきざんでもらうなど一部介助を要する
② 排せつ	・全介助 ・一部介助	全面的に介助を要する 便器に座らせてもらうなど一部介助を要する
③ 入　浴	・全介助 ・一部介助	全面的に介助を要する 身体を洗ってもらうなど一部介助を要する
④ 移　動	・全介助 ・一部介助	全面的に介助を要する 手を貸してもらうなど一部介助を要する
⑤ 行動障害 および 精神症状	・ほぼ毎日（週5日以上の）支援や配慮等が必要 ・週1回以上の支援や配慮等が必要	調査前の1週間に，週5日以上現れている場合 調査に日前の1か月間に，5日以上現れている週が2週以上ある場合 調査日前の1か月間に毎週1回以上現れている場合 調査日前の1か月間に，2回以上現れている週が2以上ある場合 (1)　強いこだわり，多動，パニック等の不安定な行動や，危険の認識に欠ける行動 (2)　睡眠障害や食事，排せつに係わる不適応行動（多飲水や過飲水を含む） (3)　自分を叩いたり傷つけたり他人を叩いたり蹴ったり，器物を壊したりする行為 (4)　気分が憂鬱で悲観的になったり，時には思考力が低下する (5)　再三の手洗いや繰り返しの確認のため日常動作に時間がかかる (6)　他者と交流することの不安や緊張，感覚過敏さ等のため外出や集団参加ができない。また，自室に閉じこもって何もしないでいる (7)　学習障害のため，読み書きが困難

第 7 章　支援の必要な子どものための保健福祉施策

等の意見が聴取される。

3）居宅サービス

　障害児の居宅サービスは，障害者総合支援法に基づいて市町村が障害児を対象としているサービスについてその提供のための認定調査を行う。調査は，障害児の保護者に面接し，その心身の状況や置かれている環境等について調査が行われ，障害児の障害の程度が対象とされている障害支援区分のいずれに相当するかが検討される。

　障害支援区分とは，「障害者等の障害の多様な特性その他の心身の状態に応じて必要とされる標準的な支援の度合を総合的に示す」ものであり，標準的な支援の度合を尺度化し区分 1 ～ 6 の 6 段階で障害者の給付決定がされるが，先に述べたように障害児には活用されていない。

表 7 － 4　障害児のためのサービス

障害児入所支援（施設に入所してサービスを受ける）（都道府県が実施）	福祉型障害児入所施設	障害児を入所させ，保護，日常生活の指導および自活に必要な知識や技能の付与を行う。また，重度・重複障害や非虐待児への対応をはかるほか，地域生活への移行のような自立を目的とした支援を行う。具体的には，食事，排泄，入浴など介護，日常生活上の相談支援，助言，身体能力・日常生活能力の維持・向上のための訓練，レクリエーション活動などの社会的参加活動支援，コミュニケーション支援のためのサービスが提供される。
	医療型障害児入所施設	知的障害児（自閉症児），肢体不自由児，重症心身障害児に，福祉型障害児入所施設で行う障害児の保護，日常生活に必要な訓練，知識や技能の付与のほか，専門医療の提供，リハビリの提供など専門的な支援を行う。具体的には，疾病の治療，看護，医学的管理の下における食事，排泄，入浴などの介護，日常生活上の相談支援，助言，身体能力，日常生活能力の維持・向上のための訓練，レクリエーション活動などの社会的参加活動支援，コミュニケーション支援のためのサービスが提供される。
		・重症心身障害児施設は，重症心身障害の特性をふまえ，児者に一環した支援の継続を可能にする。 ・福祉型障害児入所施設の利用に関しては身体障害手帳や療育手帳や精神障害者保健福祉手帳を取得していない場合でも，児童相談所や市区町村の保険センターや医師が必要と認めた場合は利用できる。 ・障害児が18歳（場合によっては20歳）になった際にほかのサービスへの移行や，地域社会での生活がスムーズに行えるように支援や連携が行われる。しかし，18歳以降も入所支援を行わなければ福祉を損なうと認められた場合には満20歳までの延長が可能。
障害児通所支援（自宅から通ってサービスを受ける）（市町村が実施）	児童発達支援	児童発達支援センターと児童発達支援事業の 2 つがある。 ① 児童発達支援センター 　児童福祉法における児童福祉施設に定義され，地域における児童発達支援の中核となる。日常生活における基本的な動作の指導，地域や技術の付与，集団生活への適応訓練等を実施。施設に通う子どもの通所支援のほか，地域に暮らす障害のある子どもを預かる機関との連携・相談・支援を行う。放課後等デイサービスを併設している場合もある。 ② 児童発達支援事業 　障害児が身近な地域において発達支援を受ける施設
	医療型児童発達支援	肢体不自由（四肢（上肢や下肢），体幹（腹筋，背筋，胸筋，足の筋肉を含む胴体の部分）が病気やけがによる障害で損なわれて歩行や筆記などの日常生活動作に困難が伴う状態の子どもである。理学療法などの機能訓練または医学的管理下での支援が必要と認められた児童が対象。医療を必要とする障害のある子どもが対象。 ・医療型児童発達支援センター 　医療機能を備えた施設が，児童発達支援センターと同様の子どもの通所支援のほか，子どもや家族への支援，障害のある子どもを預かる機関と暖簾系・相談・支援を行うサービスを提供するとともに医療の提供を行う。 ・指定医療機関 　国立病院機構などが設置している医療機関である，厚生労働大臣が指定するもの。

1．障害のある子どものための入所，通所，居宅サービス

（障害者総合支援法による障害児が利用できるサービス）	居宅サービス	放課後等デイサービス	学校就業中の障害児に対して，放課後や夏休みなどの長期休暇中において，生活機能向上のための訓練などを継続的に提供する。また，学校教育と相まって障害児の自立を促進するとともに，放課後などの居場所作りを推進する。 　具体的には，①自立した日常生活を営むための必要な訓練，②創作的活動，作業活動　③地域交流の機会の提供，④余暇の提供などの多様なメニューによって，本人の希望を踏まえて，学校と連携・協働してサービスが提供されることが求められている。
		保育所等訪問支援	保育所などを利用中の障害児，今後利用する予定の障害児に対して，訪問により，保育所などにおける集団生活のための専門的な支援を障害児や職員に提供し，保育所などの安定した利用を促進する。この集団生活への適応のための支援とは，障害のある子どもを集団生活に合わせるのではなく，子どもの特性などに集団生活の環境や活動の手順などを合わせていくことである。そのために，障害児本人に対する支援（集団生活適応のための訓練など）や訪問先施設のスタッフに対する支援（支援方法に関する指導など）が提供される。訪問先は，保育園，幼稚園，認定こども園，特別支援学校，小学校，そのほか児童が集団生活を営む施設として地方自治体が認めたものである。
		※手帳の有無にかかわらず，児童相談所，市町村保健センター，医師などにより療育の必要性が認められると利用可能	
		居宅サービス	ホームヘルプサービスと呼ばれ，居宅において入浴，排泄，食事等の介護を提供する。身体介護（入浴，清拭の介助，食事の介助，排泄の介助，外出の介助等），家事援助（調理，選択，掃除，買い物など），通院等介助・通院等乗降介助（病院へ行く際の介助，介護タクシーを利用する際の乗降の介助），その他：日常生活に関する相談や生活全般に対する援助など。対象は，障害児は，障害支援区分が1以上に相当する心身状態の場合に利用可。
		同行援護	視覚障害により，移動に著しい困難を有する障害児に対して，外出時に同行し，移動に必要な情報の提供や移動の援護などの必要な援助を行う。移動の支援のほかに，外出前後の身支度などの援助，移動時や外出先での代筆や代読，外出先での排泄や食事の介助。宿泊を伴う外出も可能。同行援護アセスメント調査により移動障害1点以上，移動障害以外（視覚障害，視野障害，夜盲）1点以上，身体介護を伴う場合は，障害支援区分2以上に相当に加えて，以下の1つ以上の認定「歩行」が「できない」，「移乗」「移動」「排尿」「排便」のいずれかが「見守りなど」「一部介助」「全介助」に該当する場合が対象。
		行動援護	知的障害または精神障害によって行動上著しい困難を有し，常時介護を必要とする障害者に対して，行動する際に生じ得る危険を回避するために必要な援護や外出時の移動中の介護等を提供する。具体的には障害を理解したヘルパーによる予防的対応（初めての場所で不安定にならないように事前に不安を取り除く）や制御対応（行動障害を起こした場合の対処をする。対象は知的障害・精神障害のある児で，障害支援区分3に相当し，障害支援区分の認定調査項目の行動関連項目の合計点が10点以上。対象例は，小学校以上の統合失調症で自分では危険を回避できない重度の精神障害がある児，てんかんや自閉症を持つ知的障害児である等。
		重度障害者等包括支援	常時介護を必要とする障害者等に対して，介護の必要度が著しく高い場合に，居宅介護等のサービスを利用者の必要に応じた計画に基づいて包括的に提供する。児童の場合には，障害支援区分が6に該当し，意思疎通が著しく困難で，Ⅰ類型，Ⅱ類型のいずれかに該当する児が対象。
		短期入所 （ショートステイ）	居宅で介護を行う者が疾病等の理由で介護ができない場合に，障害児支援施設等に短期入所させ，入浴，排泄，食事の介護等を提供する。障害児は福祉型支援施設では，障害支援区分1以上，医療型支援施設では，遷延性意識障害児や重度心身障害児など。施設併設型，支援施設の空利用されていない居室の利用した事業所，施設以外の単独型の短期入所事業所などがある。
	相談支援 障害児	市町村の相談支援	障害者総合支援法に基づいて日常的な相談に対応。
		指定特定相談支援事業者による相談支援	児童福祉法に基づいた障害のある子どもが通所サービスを利用する際の相談。 障害児相談支援（障害児支援利用援助，継続障害児支援利用援助）。 市町村長による事業者指定。
		指定特性相談支援事業者よる相談支援	障害者総合支援サービスに基づいた障害のある子どもが居宅サービスを利用する際の相談。 計画相談支援（サービス利用支援，継続サービス利用支援）および基本相談支援。 市町村長による事業者指定。

第7章　支援の必要な子どものための保健福祉施策

（3）サービスの内容

　障害者のための施設，通所，居宅サービスの内容については，表7－4に示した。

❷ 社会的に養護の必要な子どもについて

　社会的に養護が必要とされる児童は，児童福祉法において「保護者のない児童または保護者に監護させることが不適当であると認められる児童」と定義されている。具体的には，保護者が死亡あるいは行方不明，病気療養中，経済的事情による養育困難，保護者から虐待を受けているなどの場合が該当する。このような児童については，家庭に代わる環境を与え健全な育成を図り，自立を支援するために，乳児院，児童養護施設などへの入所措置，里親への委託などが行われる。また，近年，深刻な社会問題となっている児童虐待については，2000（平成12）年に児童虐待防止法が制定され，児童相談所の機能強化，児童家庭支援センターや児童養護施設の充実，児童虐待防止のためのネットワークづくりなどにより，発生予防，早期発見・早期対策，児童の適切な保護，保護者への指導・カウンセリングなど総合的な対策が行われている。さらに，保育・子育て支援施策の分野では，核家族化の進行，共働き家庭の増加，待機児童解消などの課題に対応するために，幼児期の学校教育・保育，地域の子ども・子育て支援の量の拡大と質の向上がめざされている。こうした流れを受けて，「子ども・子育て支援法」のもとに2015（平成27）年4月からは，子ども・子育て支援新制度がスタートしている。

❸ ライフステージを通じた横断連携

　2014（平成26）年7月，障害児支援の在り方に関する検討会は「今後の障害児支援の在り方について～「発達支援」が必要な子どもの支援はどうあるべきか～」を報告している。その中で，地域における「縦横連携」を進めることが提案されている。縦横連携を進めるには，障害児およびその家族のライフステージに沿って，保健，医療，福祉，保育，教員，就労支援等を含めた関係者がチームとなって支援を行っていく体制や取り組みが求められている（図7－1，7－2）。一方，横の連携では，関係者の相談支援のネットワークづくりが推進さている（図7－3）。障害児相談支援を担う相談支援専門員にはその繋ぎの役割が求めれるが，子どもの成長・発達を支援し，生活の大きな部分を占める栄養・食事支援の専門職である管理栄養士が，施設・医療機関，通所，市町村において適切に機能し，栄養ケア・マネジメントを行い，課題解決のために子どもや保護者に直接的な栄養ケア，栄養相談を提供するばかりでなく，関係する専門職等に適切なコンサルテーションを担っていくことが期待されている。

3．ライフステージを通じた横断連携

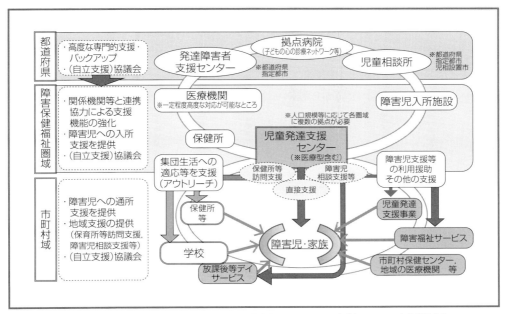

図7-1　地域における児童発達支援センターを中核にした支援体制

出典）厚生労働省：今後の障害児支援の在り方について（報告書）〜「発達支援」が必要な子どもの支援はどうあるべきか〜（平成26年7月16日），障害児の地域支援体制の整備の方向性のイメージ

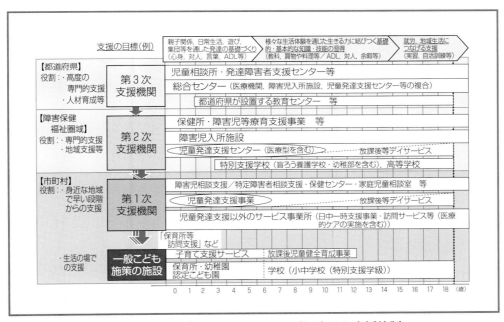

図7-2　子どものライフステージに応じた支援体制

出典）厚生労働省：障がい者制度改革推進本部等における検討を踏まえて障害保健福祉施策を見直すまでの間において障害者等の地域生活を支援するための関係法律の整備に関する法律「相談支援体制の充実・障害児支援の強化等相談支援体制の充実障害児支援の強化等」（基本的枠組み案），障害児支援の強化について，年齢に応じた重層的な支援体制イメージ

147

第7章 支援の必要な子どものための保健福祉施策

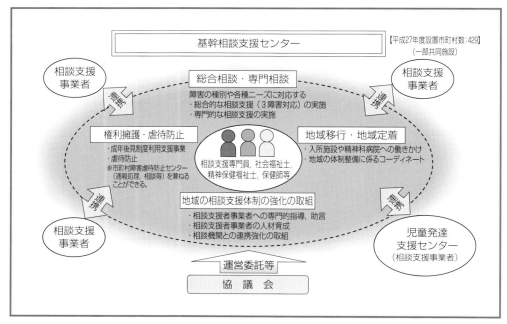

図7-3　地域における子どものための相談支援体制

出典）厚生労働省：相談支援の質の向上に向けた検討会（第1回）資料「資料2　相談支援に係る現状と課題」（平成28年3月14日），基幹相談支援センターの役割のイメージ

参考文献
・厚生の指標増刊　国民の福祉と介護の動向　2017/2018，厚生労働統計協会，2017．
・厚生労働省：障害支援区分の認定を含めた支給決定の在り方について．厚生労働省ホームページ，平成29年9月9日．
・厚生労働省：障害児通所給付費に係わる通所給付決定事項等について．厚生労働省ホームページ，平成26年4月1日．
・厚生労働省：障がい者制度改革推進本部等における検討を踏まえて障害保健福祉施策を見直すまでの間において障害者等の地域生活を支援するための関係法律の整備に関する法律：相談支援体制の充実・障害児支援の強化等相談支援体制の充実障害児支援の強化等（基本的枠組み案），平成24年4月．

資 料

身長増加量（6か月間の変化量）

期間 (生後月齢)	身長増加量 (cm) 男児 中央値	男児 −2.0SD～+2.0SD	女児 中央値	女児 −2.0SD～+2.0SD
0〜6	17.7	14.3〜21.0	16.5	13.3〜19.8
1〜7	14.7	11.5〜18.0	13.9	11.0〜17.0
2〜8	12.3	9.3〜15.4	11.8	9.1〜14.7
3〜9	10.6	7.7〜13.5	10.3	7.8〜13.1
4〜10	9.4	6.7〜12.1	9.3	7.0〜11.9
5〜11	8.6	6.1〜11.2	8.7	6.4〜11.2
6〜12	8.1	5.7〜10.6	8.2	6.0〜10.6
7〜13	7.7	5.4〜10.1	7.9	5.7〜10.3
8〜14	7.4	5.2〜9.7	7.6	5.4〜9.9
9〜15	7.2	5.0〜9.4	7.3	5.2〜9.6
10〜16	6.9	4.8〜9.1	7.1	5.0〜9.4
11〜17	6.7	4.6〜8.8	6.9	4.8〜9.2
12〜18	6.5	4.5〜8.6	6.7	4.6〜9.0
13〜19	6.3	4.3〜8.3	6.5	4.4〜8.8
14〜20	6.1	4.1〜8.1	6.3	4.3〜8.6
15〜21	5.9	4.0〜7.9	6.1	4.1〜8.4
16〜22	5.8	3.9〜7.8	6.0	4.0〜8.2
17〜23	5.6	3.7〜7.6	5.8	3.8〜8.0
18〜24	5.5	3.6〜7.4	5.6	3.7〜7.8

出典）6-month length increments（WHO）より作成

資　料

体重増加量（1か月間もしくは3か月の変化量）

期間 （生後月齢）	体重増加量 （g）			
	男　児		女　児	
	中央値	−2.0SD ～ +2.0SD	中央値	−2.0SD ～ +2.0SD
0～4週	1023	321～1608	879	358～1453
4週～2か月	1196	615～1844	1011	490～1580
2～3	815	372～1322	718	297～1178
3～4	617	219～1069	585	192～1016
4～5	522	128～965	489	108～911
5～6	422	40～853	401	31～815
6～7	357	−21～785	344	−24～760
7～8	316	−63～752	311	−64～738
8～9	285	−98～729	273	−101～702
9～10	259	−128～711	243	−131～679
10～11	243	−153～710	233	−151～682
11～12	239	−172～726	232	−166～699
12～13	1241	355～2357	1275	352～2368
13～19	1222	340～2316	1264	345～2366
14～20	1207	331～2281	1253	338～2365
15～21	1196	326～2249	1242	330～2364
16～22	1184	322～2215	1228	317～2358
17～23	1171	318～2181	1210	301～2345
18～24	1158	314～2148	1191	283～2328

出典）1-month weight increments および 6-month weight increments（WHO）より作成

資　料

頭囲増加量（6か月間の変化量）

期間 （生後月齢）	頭囲増加量　（cm）			
	男　児		女　児	
	中央値	−2.0SD ～ +2.0SD	中央値	−2.0SD ～ +2.0SD
0～6	8.9	7.0～10.9	8.3	6.5～10.4
1～7	6.9	5.4～8.7	6.5	5.1～8.2
2～8	5.5	4.2～7.0	5.2	4.0～6.6
3～9	4.5	3.4～5.8	4.3	3.3～4.8
4～10	3.8	2.7～5.0	3.7	2.7～4.8
5～11	3.2	2.2～4.3	3.1	2.2～4.2
6～12	2.7	1.8～3.7	2.7	1.8～3.6
7～13	2.4	1.5～2.9	2.3	1.5～3.2
8～14	2.0	1.3～2.9	2.0	1.3～2.9
9～15	1.8	1.1～2.6	1.8	1.1～2.6
10～16	1.6	0.9～2.4	1.6	0.9～2.4
11～17	1.4	0.8～2.2	1.5	0.8～2.2
12～18	1.3	0.6～2.0	1.3	0.6～2.0
13～19	1.2	0.6～1.8	1.2	0.5～1.9
14～20	1.1	0.5～1.7	1.1	0.5～1.8
15～21	1.0	0.4～1.6	1.1	0.4～1.7
16～22	0.9	0.4～1.6	1.0	0.3～1.6
17～23	0.9	0.3～1.5	0.9	0.3～1.5
18～24	0.9	0.3～1.4	0.8	0.2～1.4

出典）6-month head circumference increments（WHO）より作成

資 料

子ども（日本人）の平均的な体格評価

	男 児			女 児		
	平均身長 (cm)	平均体重 (kg)	平均BMI (kg/m²)	平均身長 (cm)	平均体重 (kg)	平均BMI (kg/m²)
0か月	49.0	3.0	12.5	48.4	3.0	12.8
1か月	53.9	4.3	14.8	53.2	4.1	14.5
2か月	58.0	5.5	16.3	57.1	5.2	15.9
3か月	61.1	6.4	17.1	60.2	6.0	16.6
4か月	64.0	7.1	17.3	62.6	6.6	16.8
5か月	66.4	7.7	17.5	64.4	7.0	16.9
6か月	67.9	8.0	17.4	66.2	7.5	17.1
7か月	68.9	8.2	17.3	67.4	7.8	17.2
8か月	70.1	8.6	17.5	68.8	8.0	16.9
9か月	71.8	8.9	17.3	70.2	8.2	16.6
10か月	72.9	9.1	17.1	71.2	8.5	16.8
11か月	73.8	9.2	16.9	72.0	8.6	16.6
1歳	74.9	9.3	16.6	73.1	8.7	16.3
1歳6か月	80.5	10.5	16.2	79.4	9.9	15.7
2歳	85.5	11.6	15.9	84.5	11.0	15.4
2歳5か月	89.2	12.7	16.0	88.0	12.2	15.8
3歳	93.2	13.7	15.8	92.1	13.1	15.4
4歳	100.4	15.6	15.5	99.4	15.2	15.4
5歳	106.6	17.7	15.6	106.2	17.4	15.4
6歳	113.3	20.3	15.8	112.3	19.6	15.5
7歳	119.6	23.1	16.1	118.8	22.6	16.0
8歳	125.3	26.1	16.6	124.6	25.4	16.4
9歳	130.9	29.5	17.2	130.5	28.9	17.0
10歳	136.4	33.2	17.8	136.9	32.8	17.5
11歳	142.2	37.3	18.4	143.7	37.5	18.2
12歳	149.1	42.4	19.1	149.6	42.6	19.0
13歳	156.5	47.9	19.6	153.6	46.7	19.8
14歳	162.8	52.9	20.0	156.0	49.5	20.3
15歳	167.1	57.6	20.6	157.1	54.4	20.8
16歳	169.4	60.5	21.1	157.5	52.6	21.2

出典）「厚生労働省の乳幼児身体発育調査報告書（0～6歳）」厚生労働省 2000年，および「文部科学省学校保健統計報告書（6～17歳）」データのもと作成

乳幼児身体発育パーセンタイル曲線 (2010年調査値)

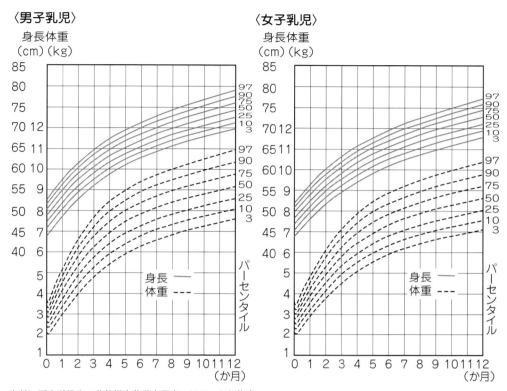

資料）厚生労働省：乳幼児身体発育調査, 2010. より作成。

資　料

乳幼児身体発育パーセンタイル曲線（2010年調査値）

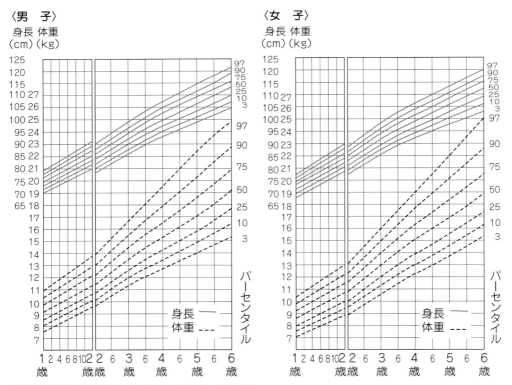

資料）厚生労働省：乳幼児身体発育調査，2010．より作成。

乳幼児頭囲発育パーセンタイル曲線（2010年調査値）

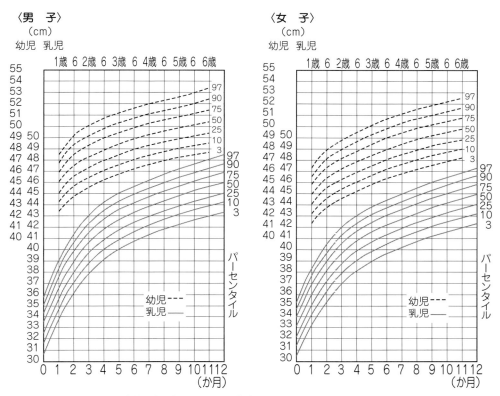

資料）厚生労働省：乳幼児身体発育調査，2010. より作成。

資　料

施設ID○○○○

支援が必要なこどもの栄養ケア・マネジメント(様式例案)

Ⅰ．基本的事項

記入日　平成　　　年　　　月　　　日

氏名		性別	□ 男 □ 女	生年月日 平成　　年　　月　　日　　歳　　カ月	算定加算 ○○

主病名	

主障害	□身体　□知的　□精神　□その他(　　　　　　　　　　　　　　　　　　　　　) 障害手帳　□身体（　　　　級）　　□療育（　　　　級）　　□精神（　　　　級）

出生状況	出生：　　週　　日　　出生時体重　　　　kg　　　出生時：異常あり　　異常なし

栄養リスクとなる 症状・障害 （複数可）	□肥満症　　　　□糖尿病　　　　□腎疾患　　　　　□脂質異常症　　□高血圧 □呼吸障害　　　□胃食道逆流症　□慢性肺疾患　　□誤嚥性肺炎　　□腸閉塞 □側弯　　　　　□変形　　　　　□拘縮　　　　　□自傷行為　　　□常同行為 □視力障害　　　□聴力障害（難聴）□摂食障害　　　□てんかん　　　□アレルギー □ぜんそく　　　□未熟児網膜症　□アトピー性皮膚炎　□その他（　　　　　　　　　　）

現在受けている 医療処置 （複数可）	□あり　□主疾患の治療 　　　　□投薬治療　□なし　　□あり　⇒　向精神薬の投薬　□あり　　□なし 　　　　□中心静脈栄養管理　□経管栄養法（□経鼻　□胃瘻　□腸瘻）　□人工呼吸管理 　　　　□ストーマ管理　　□ドレーン管理　　□褥瘡管理　　□膀胱留置カテーテル管理 　　　　□酸素注入　　　　□気管切開　　　　□喉頭分離術　□その他（　　　　　　　　） □なし　□不明

養育者・支援者	□母　□父　□兄弟姉妹　□祖父母　□その他（　　　　　　　　　　　　　　　　　）

他職種による介入	□医師　□歯科医師　□看護師　□薬剤師　□管理栄養士　□PT　□OT　□ST　□歯科衛生士 □介護士　□保育士　□教員　□SCW　□その他（

ADL	移動	□自立　　□部分介助（介助歩行，歩行器を含む）　　□全介助（車椅子を含む）　□不明
	食事	□自立　　□部分介助（介助があれば食べられる）　　□全介助　　　　　　　　　□不明
	排便	□自立　　□部分介助（介助があればできる）　　□全介助(オムツ使用を含む)　□不明
	排便コントロール	□　　　　　回／週　　下剤の使用（　□あり　□なし）

障害程度	感覚過敏の有無	□ あり　（複数可）　（□体幹　□手　□足　□頬　□口腔周辺　□口腔内　□不明） □ なし
	麻痺	□あり（□四肢　　□右半身　　□左半身　　□下肢　　□上肢） □なし　　□不明
	不随意運動	□あり（□口唇　□顔面　□四肢　□上肢　□下肢　□その他：　　　　　　　　　　　）） □なし
	筋力低下	□あり　（□上肢　□下肢　□体幹　□呼吸筋　□咀嚼筋　□その他（　　　　）　） □なし
	変形	□あり　（□上肢　□下肢　□体幹　□その他（　　　　）　） □なし

記録者

資料

施設ID○○○○

Ⅱ. 支援を必要とする子供の食事観察

評価日　　　年　　月

	食事中に現れる諸症状	ほとんどない	まれにある	時々ある	いつもある	点数	対応して実施もしくは実施予定のケア
1	食事拒否がある（食事に興味がない）	0	1	3	5		□口腔過敏のチェック
2	食べ物を認知することができない	0	1	3	5		□栄養補給ルートの検討
3	異食がある	0	1	2	3		□食事介助
4	上半身が左右前後に傾くことなく座位姿勢保持ができない	0	1	2	3		□頭位・体位の調整
5	食具を使うことができない	0	1	2	3		□食具の調整　□食事介助
6	原始反射（吸啜など）が残っている	0	1	2	3		□食事形状の調整
7	舌突出がある	0	1	2	3		□食事内容の調整
8	過開口がある	0	1	2	3		□栄養補助食品の使用
9	よだれはおおい	0	1	2	3		□水分摂取の調整
10	歯があり咀嚼ができない	0	1	2	3		□食事介助
11	かじりとりができない	0	1	2	3		
12	丸飲みがある（噛んでいる）	0	1	2	3		
13	柔らかいものばかりで，固いものも食べない	0	1	2	3		
14	口腔内に食物残渣がある	0	1	2	3		
15	頻繁にむせたり，せきこんだりする	0	1	2	3		
16	食物を飲み込むのに時間がかかる	0	1	2	3		
17	食物の詰め込みがある	0	1	2	3		
18	口唇を閉じて食べ物を取り込むことができない	0	1	2	3		
19	口唇を閉じて嚥下をすることができない	0	1	2	3		
20	食べ物の押しつぶしができない	0	1	2	3		
21	反芻がある	0	1	2	3		□食事形状の調整
22	偏食がある	0	1	2	3		□定期的な栄養評価
23	一品食べ（ばかり食べ）がある	0	1	2	3		□定期的な栄養評価
24	人（介助者）が違うと食べない	0	1	2	3		□介助者の調整
25	場所が違うと食べない	0	1	2	3		□環境の整備
26	食事に集中できない	0	1	2	3		□食事形状の調整
27	盗食がある	0	1	2	3		□食事介助
28	養育者の食に対する知識がない	いいえ=0　はい=4					□栄養教育
29	養育者の食知識が誤っている	いいえ=0　はい=4					□社会的支援の調整
30	養育者の食に対して無関心である	いいえ=0　はい=4					
31	経済的に困窮状態にある	いいえ=0　はい=4					□社会的支援の調整
合　計　点　数							

評価者　□医師　□歯科医師　□看護師　□管理栄養士　□PT　□OT　□ST　□歯科衛生士　□介護士　□その他

評価日　　　　年　　月　　日（□朝食　□昼食　□夕食　□その他）

資　料

施設ID○○○○

Ⅲ．支援を必要とする子供の栄養評価と栄養診断　　　　　評価日　　　年　　月　　日

1．身体状況　（計測日：平成＿＿＿＿年＿＿＿月＿＿＿日　計測時の年齢：＿＿＿＿歳）

身　長	□＿＿＿＿＿＿cm（＿＿＿SD，＿＿＿％tail）　計測方法：□立位 □仰臥位 □分割法 □推定式 □不明		
体　重	□＿＿＿＿＿＿kg（＿＿＿SD，＿＿＿％tail）□推定式 □不明		BMI □＿＿＿＿＿＿kg/㎡
体重の変化	□成長曲線に沿った成長がある　□成長曲線の沿った成長がない　□3％以上の体重減少（　　　kg/　　　カ月）		
生化学検査	□低アルブミン血症　□貧血　□WBC・CRPの上昇　□その他（　　　　　　　　　　　　　　　）		
バイタル	□37℃以上の体温が継続している　□頻回な発熱がある　□その他		
服　薬	□1ヶ月以上継続する服薬　□2種類以上の服薬		
特記事項			

2．食事評価

栄養補給ルート	□ 経口　□ 経管（□経鼻　□胃瘻　□腸瘻）　□ 経静脈（□末梢　□中心）
食事制限がある	□制限がない
	□制限がある（理由：□疾患管理上　□アレルギー　□その他）
	制限となる成分　□エネルギー　□たんぱく質　□脂質　□糖質　□食物繊維　□塩　□水分
	□カリウム　　□その他（　　　　　　　　　　　　　　　　　　　）
	制限となる食品（　　　　　　　　　　　　　　　　　　　　　　　　　　　　　　　）
食事形態・形状	□液体　　　□育児乳　　□栄養剤（製品名　　　　　　　　　　）　□その他
	□固形食　　主食　□米飯　□軟飯　□全粥　□つぶし粥　□分粥　□ペースト粥
	副食　□常菜（歯でかめる硬さ）　□きざみ菜
	□舌でつぶせる固さ　□歯ぐきでつぶせる固さ　□ペースト菜　□とろみ付
	□補助食品の使用がある（使用食品　　　　　　　　　　　　　　　　　　　　　　　　　　）
食事摂取量	□ほぼ全量摂取　□平均摂取量（　　　　　　％）　□むらあり　□むらなし
	□必要栄養量を充足できている　□必要栄養量を充足できていない
水分	□自立補水　　□強制補水（□経管　□経静脈）
	□補水に当たってコップ以外の食具が必要（□ストロー　□スプーン　□その他（　　　　　　　））
	□増粘剤による調整が必要　　　□連続飲みができない　　□水分の種類にこだわりがある
	□その他水分摂取に対して問題がある
水分摂取量	＿＿＿＿＿＿＿＿＿ml/日　　□必要量を充足できている　□必要量を充足できていない
今後の栄養素の摂取評価	□エネルギー，栄養素の過不足の可能性は低い
	□不足が推測される（□エネルギー　□たんぱく質　□脂質　□糖質　□その他（　　　　　　　））
	□過剰が推測される（□エネルギー　□たんぱく質　□脂質　□糖質　□その他（　　　　　　　））

資　料

施設ID○○○○

3．栄養診断　　　　　　　　　　　　　　　　　　　　　診断日：　　　年　　　月　　　日

P（栄養上の問題点）	
E（病因・原因）	
S（症候・症状）	

P（栄養上の問題点）	
E（病因・原因）	
S（症候・症状）	

IV．栄養ケア計画（栄養補給・栄養食事相談・他職種による栄養ケアなど）

・   ・

担当者　□医師　□歯科医師　□看護師　□薬剤師　□管理栄養士　□PT　□OT　□ST　□歯科衛生士 　　　　□介護士　□保育士　□教員　□SCW　□その他

（支援が必要なこどもの栄養を考える会　2015年作成）

索 引

欧 文

3-OHB	91, 92
ASD	82
cerebral palsy（CP）	42
DSM-5	82
GSD ミルク	97
GLUT-1欠損症	33, 88, 89
MNA-SF	16
NCM	15, 129
PDCA サイクル	135
PES	133
QOL	1, 4, 6
SGA	16
Waterlow	19
Waterlow 分類	19
z-score	18

あ

亜鉛	30
アセスメント	131
アテトーゼ型	48

い

胃食道逆流症	112
インフォームドアセント	135
インフォームドコンセント	135

え

栄養アセスメント	17
栄養価指標	19
栄養教育	33, 37, 134
栄養ケア計画（栄養ケアプラン）	32, 34, 133, 135
栄養ケア・マネジメント	34, 127, 129, 136
栄養障害評価	19
栄養診断	133
栄養スクリーニング	130
栄養相談	134
栄養評価	17, 18
栄養補給	32, 134
栄養補給ルート	32
栄養ケア・マネジメント	1, 15, 16
嚥下機能	57, 58
嚥下食ピラミッド	30
嚥下造影（VF）検査	113
嚥下内視鏡（VE）検査	114

お

押しつぶし機能	109

か

過開口	112
かじりとり	64, 65, 78
カルニチン	29
肝型糖原病	97
眼球運動	122

き

気管支喘息	37

索　引

器質的原因	104
強化因子	132
共食	6
拒食	113
居宅サービス	144, 145
筋緊張亢進の対策	48, 49

● く ●

グルコーストランスポーター1	88
クロス箸	120

● け ●

経過（プロセス）	137
経管依存	113
継続的品質改善活動	136
痙直型	42, 48
結果（アウトカム）	137
結果評価	34
ケトスティックス	91, 92
ケトン食	88, 89, 90, 91
ケトン体	88, 89
ケトン値	89, 91, 92

● こ ●

口腔機能	48, 106
構造（ストラクチャー）	137
行動変容	12
誤嚥	112
国民健康・栄養調査	12
こ食	4, 5, 6
子ども係数	27, 28
コンサルテーション	134

● し ●

自閉スペクトラム症／自閉症スペクトラム障害	82
姿勢セット法	119
施設サービス	141
舌突出	112
シックデイ	91, 92
実現因子	132
児童虐待防止法	146
児童福祉法	16, 46
自閉症	82, 97
自閉症スペクトラム障害	86
準備因子	131
障害児相談支援	145
障害児通所支援	139, 144
障害児入所支援	139, 144
障害者支援区分	144
障害者総合支援法	127, 139, 140
消化吸収試験	21
消化吸収能力	29
消化能力	20
小食	37
食具	8, 9, 84, 85, 111
食具操作	119
食事提供体制加算	143
腎機能	20, 29
神経学的原因	104
身体機能評価	31
心理・行動的原因	104

● す ●

スクリーニング	16
スパウト型	69

161

索　引

スプーン咬み	112, 114
すりつぶし機能	110

● せ ●

生育歴	104, 105
生活環境評価	31
生活の質	1, 4, 6
成長曲線	17, 18
生理的貧血	20
摂取量評価	25
摂食嚥下	103, 104
摂食嚥下機能	84, 105, 107
摂食嚥下障害	42, 112
摂食機能	22
摂食訓練	42, 43, 44, 45
先天性代謝異常症	30, 97
先天性代謝障害	33
先天的異常	106

● そ ●

咀嚼・嚥下機能	30
咀嚼機能	2, 3, 69, 70, 71, 110
咀嚼能力	2, 3, 39, 67
粗大運動能力	105

● た ●

代謝障害	22, 33
ダウン症候群	67, 68, 71
高這い	119
たんぱく質必要量	29, 30

● つ ●

通園施設	63, 68, 70
通所サービス	139, 143

● て ●

低カルニチン血症	30
鉄	30
手づかみ食べ	8, 39, 111
手づかみ食べ機能	111
てんかん	29, 33, 42, 48, 52, 88, 89, 113

● と ●

糖原病	97
糖原病フォーミュラ	97

● な ●

難治性てんかん	88

● に ●

乳児嚥下	108, 112

● ね ●

ネグレクト	13, 104

● の ●

脳性麻痺	42, 48, 52, 62, 104

● は ●

箸末端固定法	121, 124
発達的原因	104
発達評価	31
バルプロ酸	29, 89

● ひ ●

ピエール・ロバン症候群	73
必要栄養量の算出	25

索　引

必要エネルギー量	26, 27, 28
ピラミッド・ツール	117, 123, 124

● ふ ●

プラダー・ウィリー症候群	57, 63, 64, 65
プリシード・プロシードモデル	131, 132
ブリストルスケール	24, 53
プロセス評価	34, 132

● へ ●

偏食	6, 37, 39, 104
便秘	18, 24, 53, 113

● ほ ●

萌出時期	2, 3
哺乳機能	108
哺乳反射	108

● ま ●

マズローの欲求 5 段階説	128
麻痺性イレウス	52, 54
丸飲み	2, 3, 7, 38, 69, 112

● み ●

ミールラウンド	16, 22, 25, 31, 34, 70, 76, 77, 85, 92, 131

● む ●

むせ	112

● も ●

モニタリング	34, 135

● よ ●

四つ這い	119

163

〔監　　修〕
日本健康・栄養システム学会

〔編 集 委 員〕
藤谷　朝実　　神奈川県立保健福祉大学保健福祉学部　　　　第2章
堤　ちはる　　相模女子大学栄養科学部　　　　　　　　　　第1章
杉山みち子　　神奈川県立保健福祉大学保健福祉学部　　　　第6章
小山　秀夫　　兵庫県立大学大学院経営研究科　　　　　　　第7章

〔著　　　　者〕（執筆順）
田村　文誉　　日本歯科大学口腔リハビリテーション
　　　　　　　多摩クリニック　　　　　　　　　　　　　　第4章
笹田　哲　　　神奈川県立保健福祉大学保健福祉学部　　　　第5章
川畑明日香　　神奈川県立保健福祉大学大学院　　　　　　　第6章
山城　秋美　　仙台白百合女子大学人間学部　　　　　　　　第6章

〔事例執筆者〕（執筆順）
高橋嘉名芽　　母子愛育会総合母子保健センター愛育病院　　第3章事例1
竹川　佳代　　済生会横浜市東部病院
　　　　　　　重症心身障害児（者）施設サルビア　　　　　第3章事例2
小林　弘治　　日本心身障害児協会島田療育センター　　　　第3章事例3
佐藤美登利　　ワゲン福祉会ワゲン療育病院長竹　　　　　　第3章事例4
小寺　弘美　　東京都北療育医療センター　　　　　　　　　第3章事例5，6
増野　希　　　よこはま港南地域療育センター　　　　　　　第3章事例7
島田まゆみ　　児童発達支援センターにじいろキッズらいふ　第3章事例8
吉川　達哉　　神奈川県立鎌倉養護学校　　　　　　　　　　第3章事例9
西本裕紀子　　大阪府立病院機構大阪母子医療センター　　　第3章事例10
上田まなみ　　済生会横浜市東部病院　　　　　　　　　　　第3章事例11
齊田　真理　　済生会横浜市東部病院　　　　　　　　　　　第3章事例11

子どもの「食べる楽しみ」を支援する
―特別な配慮を必要とする子どもの栄養ケア・マネジメントのために―

2018年（平成30年）8月20日　初版発行

監　　修　　日 本 健 康 ・
　　　　　　栄養システム学会
発 行 者　　筑　紫　和　男
発 行 所　　株式会社 建 帛 社
　　　　　　　　　　 KENPAKUSHA

〒112-0011　東京都文京区千石4丁目2番15号
　　　　　　TEL（03）3944-2611
　　　　　　FAX（03）3946-4377
　　　　　　http://www.kenpakusha.co.jp/

ISBN　978-4-7679-6194-1　C3047　　　　　亜細亜印刷／ブロケード
© 日本健康・栄養システム学会2018.　　　　　Printed in Japan
（定価はカバーに表示してあります）

本書の複製権・翻訳権・上映権・公衆送信権等は株式会社建帛社が保有します。
JCOPY〈出版者著作権管理機構　委託出版物〉
本書の無断複製は著作権法上での例外を除き禁じられています。複製される
場合は，そのつど事前に，出版者著作権管理機構（TEL03-3513-6969，
FAX03-3513-6979，e-mail：info@jcopy.or.jp）の許諾を得て下さい。